医院管理与公共卫生管理研究

李绘 吕秀花 房洪强 刘南 于杰 曲宏文　主编

吉林科学技术出版社

图书在版编目（ＣＩＰ）数据

医院管理与公共卫生管理研究 / 李绘等主编.

长春 ：吉林科学技术出版社，2024. 5. -- ISBN 978-7-5744-1377-1

Ⅰ. R197.32；R199.2

中国国家版本馆 CIP 数据核字第 2024XC4338 号

医院管理与公共卫生管理研究

Yiyuan Guanli Yu Gonggong Weisheng Guanli Yanjiu

主　　编　李　绘 吕秀花 房洪强 刘　南 于　杰 曲宏文
出 版 人　宛　霞
责任编辑　隋云平
封面设计　徐　静
制　　版　徐　静
幅面尺寸　185mm×260mm
开　　本　16
字　　数　150 千字
印　　张　9.25
印　　数　1-1500 册
版　　次　2024 年 5 月第 1 版
印　　次　2024 年 12 月第 1 次印刷

出　　版　吉林科学技术出版社
发　　行　吉林科学技术出版社
地　　址　长春市南关区福祉大路 5788 号出版大厦 A 座
邮　　编　130118
发行部电话/传真　0431—81629529　　81629530　　81629531
　　　　　　　　　　　81629532　　81629533　　81629534
储运部电话　0431-86059116
编辑部电话　0431-81629510
印　　刷　三河市嵩川印刷有限公司

书　　号　ISBN 978-7-5744-1377-1
定　　价　55. 00 元

《医院管理与公共卫生管理研究》

编委会

主　编

李　绘　临沂市肿瘤医院

吕秀花　山东省泰安市中心医院（青岛大学附属泰安市中心医院、泰山医养中心）

房洪强　山东省第二康复医院

刘　南　德州市中医院

于　杰　泰安市中心医院（青岛大学附属泰安市中心医院、泰山医养中心）

曲宏文　空军军医大学第二附属医院

副主编

孔　岩　齐河县卫生健康事业发展中心

王　卉　德州市中医院

区海泳　广州医科大学附属肿瘤医院

许　庆　广州医科大学附属肿瘤医院

黄锦臻　惠东县白花镇卫生院

徐东峰　聊城市第四人民医院

孙　丽　山东省汶上县医疗保障局

张　丹　广州市海珠区社区卫生发展指导中心

蔡志亚　涟水县疾病预防控制中心

前　言

　　本书是一本关于医院管理与公共卫生管理研究的著作。随着我国医疗卫生体制改革的深入和卫生事业的发展，医院管理和公共卫生服务面临着复杂性的环境与创新性的要求，这需要医院的管理者顺应医疗卫生体制改革的发展趋势，按照医院运行的客观规律不断探索，将医院管理和公共卫生服务水平上升到新的高度，达到新的水平，满足人民群众的医疗需求。本书以现代管理学理论和方法为基础，系统地介绍了各项管理在临床工作中的应用，同时还全面地介绍了医院公共卫生服务管理的相关内容。本书具有较强的科学性和实用性，为相关专业人员提供了有价值的参考。

目 录

第一章　管理学与医院管理学

第一节　管理学概述

管理是人类社会活动的重要组成部分之一，是一切有组织的社会劳动必不可少的活动过程。解决有限资源与相互竞争的多种目标之间的矛盾是管理的基本任务。如何将有限的资源在相互竞争的多种目标之间合理分配，如何有效组织、控制和协调资源，如何领导和激励生产实践活动中最重要的人力资源，这些都是管理者必须要面对的问题。

一、管理的概念

从字面上讲，管理就是管辖和处理的意思。管理作为一个科学概念，到目前为止还没有一个统一的为大多数人所接受的定义。国内外专家学者因为研究管理时的出发点不同，所以他们对管理所下的定义也就不同，但都从某个侧面反映了管理的不同内涵。强调工作任务的人认为，管理是由一个或多个人来协调其他人的活动，以便收到个人单独活动所不能达到的效果；强调管理者个人领导艺术的人认为，管理就是领导，基于组织中的一切有目的的活动都是在不同层次的领导者的领导下进行的，组织活动是否有效，取决于这些领导者个人领导活动的有效性；强调决策作用的人认为，管理就是决策。

还有许多专家学者对管理下了定义，如哈罗德·孔茨在其《管理学》一书中指出，管理就是设计和保持一种良好环境，使人在群体里高效率地完成既定目标；斯蒂芬·P.罗宾斯认为，管理是指同别人一起，或通过别人使活动完成得更有效的过程；丹尼尔·A.雷恩认为，管理是指管理者为有效地达到组织目标，对组织资源和组织活动有意识、有组织、不断地进行的协调活动。

管理要解决的本质问题是有限资源与组织目标之间的矛盾。管理通常是指在特定环境下，通过计划、组织、控制、激励和领导等活动，协调人力、物力、财力和信息等资源，以期更好地实现组织目标的过程。这包含以下四层含义：管理采取的措施是计划、组织、控制、激励和领导这五项基本活动，又称为管理的五大基本职能；通过五项基本活动，对人、财、物、信息、时间等组织资源进行有效的协调与整合；管理作为一种有目的的活动，必须为有效实现组织目标服务，以使整个组织活动更加富有成效，这也是管理活动的根本目的；管理活动是在一定的环境中进行的，环境既给管理创造了一定的条件和机会，同时也对管理形成一定的约束和威胁，有效的管理必须充分考虑组织内外的特定条件。

管理具有必然性。管理是共同劳动的产物，在社会化大生产条件下得到强化和发展，广泛适用于社会的一切领域，已成为现代社会极为重要的社会功能。随着生产力的发展和人类社会的进步，资源与目标之间的矛盾越来越复杂，管理的重要性也更加突出，管理越来越成为经济社会发展的关键因素。当今世界，各国经济社会发展水平的高低很大程度上取决于其管理水平的高低。

管理具有两重性。一种是与生产力相联系的管理的自然属性，另一种是与生产关系相联系的管理的社会属性。管理的自然属性是指通过组织生产力、协作劳动，使生产过程发展为一个统一整体所必需的活动，这在很大程度上取决于生产力发展水平和劳动社会化程度。同时管理又是管理者维护和巩固生产关系，实现特定生产或业务活动目的的一种职能，这是管理的社会属性，取决于社会关系的性质和社会制度。

管理具有不确定性。影响管理效果的因素往往很多，而许多因素是无法完全预知的，其中最难以精确把握的就是人的因素，包括人的思想、个性和人际关系等，都是管理的主要对象，但同时又都是不确定和模糊的。所以类似这种无法预知的因素造成管理结果的不确定性。

管理具有系统性。组织作为一个整体，是由各要素的有机结合而构成的。在进行管理时，经常需要考虑各要素之间的关系，以及单个要素变化对其他要素和整个组织的影响，以全局和联系的方式来思考和解决问题。

管理既是科学又是艺术。管理是一门科学，它具有科学的特点，即客观性、实践性、理论系统性、真理性和发展性，管理的科学性在于其强调客观规律，研究对象和管理规律均客观存在。管理也是一门艺术，能够像艺术一样，熟练地运用知识并且通过巧妙的技能来达到某种效果，具有实践性、创新性、原则性和灵活性等特点。

二、管理学理论

管理的观念与实践已经存在了数千年，但管理形成一门学科才有一百多年的历史，以19世纪末20世纪初泰勒的科学管理理论的产生为标志，可简单划分为古典管理理论、中期管理理论和现代管理理论等阶段。

（一）古典管理理论

自从有了人类历史就有了管理，管理思想是随着生产力的发展而发展起来的。在古典管理理论出现之前，管理者完全凭自己的经验进行管理，没有管理规范与系统制度，被称为经验管理或传统管理。在19世纪末至20世纪初，随着生产力的发展，管理理论开始创立与发展，以泰勒的科学管理和法约尔一般管理为代表。

科学管理理论。其创始人泰勒1856年出生在美国费城一个富裕家庭，主要代表著作有1895年的《计件工资制》、1903年的《车间管理》和1911年的《科学管理原理》《科学管理原理》，奠定了科学管理理论的基础，标志着科学管理思想的正式形成，泰勒也因此被西方管理学界称为"科学管理之父"。泰勒的主要思想和贡献是：管理的中心问题是提高劳动生产率，工时研究与劳动方法的标准化，科学地挑选与培训工人，实行差别计件工资制，管理职能与作业职能分离，强调科学管理的核心是"一场彻底的心理革命"。

一般管理理论。以泰勒为代表的一些人在美国倡导科学管理的时候，欧洲也出现了一些古典的管理理论及其代表人物，其中影响最大的是法约尔及其一般管理理论。法约尔将企业的全部活动概括为六种：技术性工作、商业性工作、财务性工作、会计性工作、安全性工作、管理性工作。法约尔在1916年出版了《工业管理与一般管理》一书，提出了一般管理理论。法约尔的主要管理思想与贡献是：对企业经营活动的概括，最早提出管理的职能，系统地总结管理的一般原则，对等级制度与沟通的研究，重视管理者的素质与训练。

（二）中期管理理论

人际关系理论。尽管泰勒的科学管理理论与法约尔的一般管理理论在20世纪初对提高企业的劳动生产率产生了很大作用，但是仅通过此种理论和方法解决提高生产率的问题是有难度的。一个以专门研究人的因素来达到调动人的积极性的学派——人际关系学派应运而生，为以后的行为科学学派奠定了基础，也是由科学管理过渡到现代管理的跳板。该学派的代表人物是美国哈佛大学的心理学教授梅奥，代表作为《工业文明的人类问题》。人际关系理论是从著名的霍桑试验开始的，试验结果表明，生产率提高的原因不在于工作条件的变化，而在于人的因素；生产不仅受物理、生理因素的影响，更受社会环境、社会心理因素的影响。梅奥认为企业中的人首先是"社会人"，即人是社会动物，而不是早期科学管理理论所描述的"经济人"；生产效率主要取决于职工的工作态度和人们的相互关系；重视"非正式组织"的存在与作用。

系统组织理论。其创始人巴纳德 1886 年出生，1906 年进入哈佛大学经济系学习，是对中期管理思想有卓越贡献的学者之一，是社会系统学派的创始人。该理论认为，社会的各个组织都是一个合作的系统，都是社会这个大协作系统的某个部分或方面；组织不论大小，其存在和发展都必须具备三个条件：明确的目标、协作的意愿和良好的沟通；同时必须符合组织效力和组织效率这两个基本原则，所谓组织效力是指组织实现其目标的能力或实现目标的程度，所谓组织效率是指组织在实现其目标的过程中满足其成员个人目标的能力或程度。

（三）现代管理理论

现代管理理论产生与发展的时期为 20 世纪 40 年代末到 70 年代，这是管理思想最活跃、管理理论发展最快的时期，也是管理理论步入成熟的时期。第二次世界大战以后，世界政治趋于稳定，生产社会化程度的日益提高，现代科学技术日新月异的发展，人们对管理理论普遍重视，出现许多新的管理理论和学说，并形成众多学派，称为"管理理论丛林"，其代表性学派如下：

管理过程学派。以亨利、厄威克、古利克、孔茨、奥唐奈等为代表，该学派认为，无论是什么性质的组织，管理人员的职能是共同的。法约尔认为管理有五种职能，包括计划、组织、人员配备、指挥和控制，它们构成一个完整的管理过程。管理职能具有普遍性，即各级管理人员都执行着管理职能，但侧重点不同。

行为科学学派。是在人际关系理论的基础上发展起来的，代表人物和代表作有马斯洛及《激励与个人》，赫兹伯格及《工作的推动力》，麦格雷戈及《企业的人性方面》。该学派认为管理是经由他人达到组织目标，管理中最重要的因素是对人的管理，所以要研究如何调动人的积极性，并创造一种能使下级充分发挥力量的工作环境，在此基础上指导他们的工作。

决策理论学派。从社会系统学派发展而来，主要代表人物是曾获诺贝尔经济学奖的赫伯特·西蒙，其代表作为《管理决策新科学》。该学派认为，管理就是决策。管理活动的全部过程都是决策的过程，管理是以决策为特征的；决策是管理人员的主要任务，管理人员应该集中研究决策问题。

除上述代表性学派外，现代管理科学理论还包括伯法的数理学派、伍德沃德的权变理论学派、德鲁克和戴尔的经验主义学派、卡斯特和卢森特的系统管理学派等。20世纪80年代后，随着社会经济的迅速发展，特别是信息技术的发展与知识经济的出现，世界形势发生了极为深刻的变化。面对信息化、全球化、经济一体化等新的形势，管理出现了一些全新的发展，这些理论代表了管理理论的新趋势，包括企业文化、战略管理思想、企业流程再造、学习型组织和虚拟企业等。同时，现代管理也出现了战略化、信息化、人性化和弹性化等趋势。

第二节　医院管理学概述

一、医院管理及医院管理学的概念

（一）医院管理的概念

医院管理是指根据医院的环境和特点，运用现代管理理论和方法，通过计划、组织、控制、激励和领导等活动，使医院的人力、物力、财力、信息、时间等资源得到有效配置，以期更好地实现医院整体目标的过程。医院管理活动的目的是要在有限的医疗卫生资源条件下，充分实现医院的最佳社会效益和经济效益，发挥医院的整体效能并创造出最大的健康效益。医院管理的主要任务是认真贯彻执行国家的卫生方针政策，增进医院发展活力，充分调动医院及医务人员的积极性，不断提高医院服务质量和效率，更好地为人民健康服务，为构建社会主义和谐社会服务。

（二）医院管理学的概念

医院管理学是运用现代管理科学的理论和方法，研究并阐明医院管理活动的规律及其影响因素的应用学科。医院管理学是管理学的一个分支和理论性、实践性、综合性较强的学科，既与医学科学相联系，又与其他社会科学及自然科学紧密相关，是医学和社会科学的交叉学科。医院管理学与管理学、组织行为学、社会学、公共政策学、经济学、卫生事业管理学、卫生经济学、卫生法学、卫生统计学、流行病学等许多学科有着十分密切的关系。

二、医院管理研究的主要任务与研究对象

（一）医院管理研究的主要任务

医院管理研究的目的是发现医院管理活动的客观规律，完善和发展医院管理科学理论，指导医院管理活动实践。医院管理研究的主要任务是研究医院系统的管理现象和运行规律，医院系统在社会系统中的地位、功能和制约条件，医院管理体制，监督、补偿、治理和运行等机制，医院内部组织领导、经营管理、质量控制和资金、人力、物流、信息等要素的组织协调等。

医院管理研究是卫生政策与管理研究的重要领域，是研究医院管理现象及其发展规律的科学，综合运用政策学、经济学、管理学的原理和方法，研究影响医院发展的宏观管理体制、运行机制和提高医院内部管理水平、运营效率的理论和方法，其目的是促进医院实现组织目标、提高医院工作效率和效果。

（二）医院管理学的研究对象

医院管理学的研究对象主要是医院涉及的要素、医院系统及各子系统的管理现象和规律，系统之间的关系、定位、作用和制约机制，医院运行的过程以及影响其运行的内外环

境，同时也要研究医院系统在社会大系统中的地位、作用和制约条件。

三、医院管理学的研究内容和学科体系

（一）医院管理学的研究内容

医院管理学的研究内容主要包括：医院管理的基本理论和方法，与医院管理紧密相关的卫生发展战略与卫生政策、卫生服务体系、卫生资源及筹资体系等卫生管理内容，医院人力资源管理、质量管理、信息管理、财务管理、经营管理、后勤保障管理、绩效管理等内部运行管理内容。也有将医院管理研究分为理论研究、宏观政策研究、服务体系研究、微观运行管理研究等内容。理论研究包括医院管理思想、管理原则、医院管理研究方法论、研究对象、学科体系、医院管理职能等。宏观政策研究包括运用系统论思想，研究医院在卫生体系中的地位、作用及运行规律，管理体制、运行机制、监管机制，以探索医院整体发展思路和战略目标等宏观战略研究；法律法规、政策、税收、支付等政策环境，群众卫生服务需要、需求等社会环境，经济环境，竞争环境等环境研究。服务体系研究包括医疗服务体系、区域医疗规划及资源配置、城乡医疗服务网、医院分级管理等。微观运行管理研究主要包括：运用管理学基本理论，研究医院管理的各个环节，领导、计划、决策、控制、效率（人员、设备的利用）、医院业务流程管理等；组织人事管理、经营管理、质量管理、财务管理、信息管理、后勤管理等。

（二）医院管理学的学科体系

医院管理学的研究内容非常广泛，有必要对其学科体系进行划分，明确该学科的研究对象、研究范畴及其之间的有机联系，促进医院管理学的学科建设和发展。关于医院管理学的学科体系目前国内外还没有形成完全一致的看法，有以医院科室和部门设置为基础进行分类的，如医疗科室管理、医技科室管理、护理管理、病案管理等；也有划分为业务管理、行政管理、经济管理等；这些分类方法概念不够清晰，难以形成理论体系。为了突出医院管理的理论性、整体性、层次性、实践性及实用性等特点，多数医院管理研究者将其分为综合理论和应用管理两大部分。

1.综合理论部分

综合理论部分也称为医院管理学总论，主要研究医院管理的基本原理与医院概论等基本理论问题，包括医院管理学的概念、研究对象、学科体系与发展、医院管理职能和方法、医院管理的政策等。

医院概论主要从社会角度来研究医院这个特定系统的一般规律，主要包括医院的发展历史、定义和类型、性质、地位、工作特点、任务和功能、医院管理的方针政策、医院发展趋势、医疗法规等。

此外，还要研究医院体系的管理，包括医院管理体制、治理机制、补偿机制、运行机制和监管机制，医院服务体系的布局与发展规划、医院资源的筹集与使用（如医疗保障制度、医院支付方式改革等）、城乡医疗服务网建设和医院之间协作等。

2.应用管理部分

应用管理部分也可以称为医院管理学各论，主要研究医院管理这个系统中既相互联系又有所区别的各个要素及其之间的关系等。这些要素管理主要有组织及人力资源管理、质量管理（医疗管理、技术管理、质量改进、安全管理）、信息管理、财务与经营管理（即经济管理）、科教管理、后勤管理（包括物资设备、后勤保障）等。由这些要素形成各个专业的管理，有些专业管理又可以分为若干子系统。

（1）组织管理：为了实现医院目标，将医院的人员群体按照一定的功能分工划分成相应的组织机构并有机结合，使其按一定的方式与规则进行活动的集合体。医院组织机构设置是医院进行各项活动的基本条件，医院组织管理也是整个医院管理的基础。

（2）人力资源管理：人力资源在任何组织中都是第一资源，在医院中则更为重要。医院人力资源管理包括人员的录用、培养、使用等相关的体制和激励约束机制、人员的编配、职权的划分、医德医风建设等。

（3）质量管理：对医院活动全过程进行组织、计划、协调和控制，从而提高技术水平、医疗质量和技术经济效果，包括医疗服务的及时性、有效性、安全性，患者的满意度，医疗工作效率，医疗技术经济效果等内容，可以具体划分为医疗管理、技术管理、质量改进和安全管理。

（4）信息管理：信息处理、信息系统的建立和情报资料的管理，例如医院统计、病案管理、资料管理等。它作为一项专业管理，贯穿在各项专业及其相互联系中。

（5）财务管理：进行经济核算和成本核算，降低医疗成本，避免浪费。管好用好资金，合理地组织收入和支出，以较少的财力和物力发挥较大的医疗技术经济效果，保证医疗业务的开展以及发展业务的需要。

（6）经营管理：从医院经济实体性的角度，将医院经济活动与医疗服务活动相结合，社会效益与经济效益相统一基础上的经济管理过程。医院经营主业是医疗业务，同时有科研、教学、预防保健服务、医药器材物品生产与加工，以及其他生产经营活动。

（7）科教管理：将现代管理学原理、方法应用于医院的科技活动以及教学中，调动临床科技人员和医院有关部门的积极性，实现在科技活动中各要素的最佳组合并发挥最大效能。内容包括医院科研规划及实施管理、科研制度管理、科研人才管理、科研经费管理、临床医学、教育管理、住院医师规范化培训、继续医学教育管理等。

（8）后勤管理：围绕医院的中心任务，对医院的能源供给、环境卫生、保养维修、车辆调度、生活服务、药品器材、医疗设备等进行计划、组织、协调和控制，以保障医院工作的顺利进行，可以划分为总务保障管理、物资管理和设备管理。

医院管理系统各部分可以有各自的目标，但医院作为一个整体系统要有一个总体目标，医院各个子系统的运行和各项专业管理都必须围绕医院总体目标的实现而进行。医院各项专业管理各有特点，但又密切联系，在实际管理工作中相互交叉、难以分割。不同历史时期，医院管理学研究的内容也各有侧重。在新的形势下，"以人为本"的服务观与"以患者为中心"的医疗观已成为医院管理研究的主旋律。如何完善医疗服务体系，改革医院管理体制和治理、运行、补偿和监管机制，转变医院发展模式，加强医院内部管理，减轻患者负担等已经成为当前医院管理研究的重要内容。而关于医院质量管理、医院经营管理、医学科技与教育、职业道德建设、医院管理理论等方面的研究，则是医院管理学研究的长久课题。

四、医院管理学的研究方法

目前我国医院管理正处于从经验管理向科学管理的转变阶段，医院管理实践中产生许多新的问题，迫切需要从医院管理学学科发展的角度进一步研究，这就必然需要了解医院管理学的一般研究方法，属于方法论中一般科学方法论和具体科学方法论的范畴。医院管理学是一门交叉学科，其研究方法多为借鉴管理学、社会学、经济学和医学等学科的理论和方法，结合医院管理的特点和规律，研究解决医院管理中的问题。主要方法可以分为定性研究和定量研究。

（一）定性研究方法

定性研究方法是社会学常用的一种探索性研究方法，多运用在关于事物性质的研究。通常是根据研究者的认识和经验确定研究对象是否具有某种性质或某一现象变化的过程及原因。定性研究方法主要是通过特定的技术或方式获得人们的一些主观性信息，对特定问题的研究具有相当深度，通常是定量研究的先前步骤。常用的定性研究方法有：

1.观察法

观察法是社会学研究的最基本方法之一，它不同于日常生活中的一般观察，而是一种有意识的系统行为。定性观察法是指在自然状态下对研究对象的行为和谈话进行系统、详细的观察，并记录其一言一行。

2.访谈法

访谈法是指研究者在一定的规则下，按照事先确定的目的和内容，面对面地询问被访者并通过与其交谈获取有关信息的方法。可以分为非结构式访谈、半结构式访谈和结构式访谈，通常与观察法结合使用。

3.专题小组讨论法

专题小组讨论法也称焦点小组讨论法，是由一个经过训练的主持人以一种无结构的自然形式召集一小组同类人员（通常不超过 12 人），对某一研究专题在主持人的协调下展开讨论，从而获得对讨论问题的深入了解的一种定性研究方法。该方法常用于收集目标人群中较深层次的信息，定性了解人们对某问题的看法和建议等，经常作为定量调查的补充。

4.选题小组讨论法

选题小组讨论法是一种程序化的小组讨论过程，召集6～10人来讨论某个特定问题的有关方面及原因，并对其进行收集判断，以确定优先方案，该方法既提供了表达个性和权威的机会，也照顾到了大多数人的意见，常用于社会需求评估。

5.文献分析方法

文献分析方法是通过查阅有关文献资料或记录，在较短时间内尽快了解某个研究问题相关情况的一种方法，通常是开展各种研究必不可少的一种重要方法。

6.德尔菲法

德尔菲法是一种预测和决策的方法，通过匿名方式，让专家独立地针对一个问题进行思考，并采用信函方式与研究者建立信息联系。研究者对信函信息汇总整理并将主要结果反馈给各位专家，供专家再次分析判断，反复多次后，专家意见趋于一致。该方法通常用于预测领域，也可广泛应用于各种评价指标体系的建立和具体指标的确定过程。

7.新发展的研究方法

主要有头脑风暴法、SWOT分析法、利益相关者分析法、情景分析法等。

（二）定量研究方法

定量研究是指运用概率论及统计学原理对社会现象的数量特征、数量关系及变化等方面的关系进行研究，并能用定量数据表示结论的一种研究方法。该方法使人们对社会现象的认识趋向精确化，与定性研究相结合以进一步准确把握事物发展的内在规律。常用方法有：系统分析法、预测分析法、投入产出分析法、统计分析法和层次分析法等。

第三节　医院管理学的方法论与基本原则

一、医院管理学的方法论

方法论是指认识世界和改造世界的一般方法，在不同层次上有哲学方法论、一般科学方法论、具体科学方法论之分。关于认识世界、改造世界、探索实现主观世界与客观世界相一致的最一般的方法理论是哲学方法论；研究各门学科，带有一定普遍意义，适用于许多有关领域的方法论是一般科学方法论；研究某一具体学科，涉及某一具体领域的方法理论是具体科学方法论。三者是互相依存、互相影响、互相补充的对立统一关系。哲学方法论在一定意义上带有决定性作用，它是各门科学方法论的概括和总结，是最为普遍的方法论，对一般科学方法论和具体科学方法论有着指导意义。

每一门学科都有其方法论，也就是总的指导思想和原则。研究我国医院管理，必须从我国的国情和医院发展的实际出发，掌握有关社会科学、现代管理科学和医学科学等知识，并以此为基础，运用一般科学研究的基本方法，如定性调查的方法、统计和实验等定量的方法、综合分析的方法等。同时研究现代管理科学在医院管理中的应用，要紧密结合国情和实际，借鉴国外先进的科学管理理论和经验。重视我国医院管理的实践经验，全面理解医院作为社会事业重要组成部分的性质，坚持社会效益第一的原则和促进人民健康的根本宗旨，合理运用医院管理的相关理论和方法。

二、医院管理学的基本原则

医院管理学作为一门学科，其发展既要遵循哲学层面的普遍客观规律，也要遵循管理科学的一般规律，还要紧密结合本学科领域的特点。医院管理学的发展应坚持以下原则：

（一）遵循医院管理客观规律

马克思主义认为，规律是事物、现象或过程之间的必然关系。规律具有本质性的内部联系，也是现象间的必然关系，是现象中的普遍东西。管理作为一门科学，存在不以人们意志为转移的客观规律。医院管理者的责任就是要正确认识并把握医院管理的客观规律，运用科学管理方法，使医院良好运行并实现其发展目标，切忌脱离客观实际、主观随意。

（二）坚持发展的观点

一切客观事物都处在不断运动、发展、变化之中，因此医院管理必须与不断发展变化着的客观实际相适应。医院管理的对象是发展、运动着的，新情况、新问题不断出现，发展观点强调管理上的动态性、灵活性和创造性。要始终坚持发展的观点，改革创新，切不可满足现状、墨守成规、停滞不前、思想僵化。

（三）坚持系统的观点

所谓系统，一般是指由相互作用和相互依赖的若干组成部分相结合而成为具有特定功能的有机整体，任何系统都不是孤立的，它总是处在各个层次的系统之中，它在内部和外部都要进行物质、能量、信息的交换。所谓系统的观点，就是把所研究的事物看作是一个系统。医院正是这样一个系统，因此研究医院管理必须坚持将医院作为一个整体系统加以研究。医院作为一个系统，由人员、设备、物资、经费、信息等要素组成，并按功能划分为若干子系统及更小的子系统，形成层次结构。

（四）坚持"以人为本"的理念

人是一个系统中最主要、最活跃的要素，也是一切活动的最重要资源。重视人的因素，调动人的积极性，已成为现代管理的一条重要观点。传统管理以管理事务为主体，现代管理则发展到以人为主体的管理，即只有充分调动人的积极性、主动性、创造性，才能实现管理的目标。在医院系统中，服务提供者是医院员工，服务对象是患者，这就要求在医院管理中既要充分调动医院员工的积极性、主动性和创造性，又要切实尊重患者，服务患者，真正做到"以人为本"。

（五）遵循医疗行业特点

医疗行业作为一个服务行业，有其显著特点。医院是一个劳动、知识和资金密集型兼有的组织，对生产诸要素中劳动力素质的依赖更为明显；医疗服务具有明确的区域性、连续性、协调性和可记性等特点，且调节供需矛盾的方法少、效果差、难度大、周期长；医疗服务的产出直接依赖消费者的协作，医疗服务消费者严重依赖提供者；由于医疗服务的需求弹性较小，医疗服务的价格和服务的效用、意愿之间的关系并不紧密。医院提供的服务是直接面对消费者的即时性供给，具有明显的不确定性、专业性、垄断性和不可替代性，还有部分福利性的特点，同时医疗服务提供的责任重大、客观上要求无误和完整。医疗服务的需求者具有明确的目的性，即以较少的花费治愈疾病；但其寻求服务的过程则是盲目的、被动的和不确定的；同时医疗服务要求公益性和公平性，往往表现为第三方付费。

医疗服务具有其他服务性行业难以比拟的复杂性，因此医院管理者要认真研究管理方法。

（六）坚持一切从实际出发

医院管理研究在我国还是一门新兴学科，其理论体系、研究方法还很不完善，大多是直接学习和借鉴一些其他学科的理论和方法，尚未形成独立的学科体系。在这样一个阶段，我们必须加强医院管理理论的研究，同时认真总结我国医院改革发展的经验和教训，紧密结合医药卫生体制改革的实际，坚持理论研究与医院实践相结合。在研究方法上，要坚持定性与定量研究相结合，针对研究问题，采取适宜的研究方法。在推进医院改革发展中，要坚持借鉴国际经验与开拓创新相结合，既要从中国国情出发、坚持走中国特色的创新之路，又要学习借鉴国际的先进经验，同时避免其已走过的弯路。

第四节　医院管理的职能

所谓职能是指人、机构或事物应有的作用。管理职能是管理系统功能的体现，是管理系统运行过程的表现形式。管理者的管理行为，主要表现为管理职能，每个管理者工作时都在执行这些职能中的一个或几个。医院管理的职能主要是管理职能在医院工作实践中的运用，通常包括计划职能、组织职能、控制与协调职能、激励职能、领导职能等。现结合医院管理的具体内容，逐一做出说明。

一、计划职能

计划是管理的首要职能。计划是对未来方案的一种说明，包括目标、实现目标的方法与途径、实现目标的时间、由谁完成目标等内容，是管理工作中必不可少的重要内容。计划贯穿于整个管理工作中，具有如下特点：目的性，即计划工作为目标服务；第一性，管理过程中的其他职能都只有在计划工作确定了目标后才能进行；普遍性，计划工作在各级管理人员的工作中是普遍存在的；效率性，计划要讲究经济效益；重要性，计划是管理者指挥的依据，进行控制的基础。

计划工作也是医院管理的首要职能，主要包括确定医院目标、实现目标的途径和方法等，而目标又可分为医院的整体目标和部门的分目标。按照计划所涉及的时间分类，可以分为长期计划、中期计划和短期计划。长期计划是战略性计划，它规定医院在较长时期的目标，是对医院发展具有长期指导意义的计划；短期计划通常是指年度计划，它是根据中长期计划规定的目标和当前的实际情况，对计划年度的各项活动所做出的总体安排；中期计划介于长期计划和短期计划之间，是指今后一段时间内，医院的发展步调、重点任务等。

按照计划内容来分，可分为整体计划和部门计划。整体计划是对整个医院都具有指导意义的计划，如医院总体发展规划；部门计划是医院科室和部门的工作计划，如医疗计划、药品计划、财务计划、人员调配计划、物资供应计划、设备购置计划、基建维修计划等。

计划工作是一种特定的管理行为，是医院各级管理者所要完成的一项劳动，是一种预测未来、设计目标、决定政策、选择方案的连续程序。所以在制订计划和目标时，要进行调查研究和预测，并在此分析比较的基础上，做出最优的选择。

二、组织职能

组织是为达到某些特定目标，经由分工和合作及不同层次的权利和责任制度而构成的人的集合。实现计划目标，要建立有效的、连续性的工作系统。这个系统包括体制、机构的建立和设置，工作人员的选择和配备，规定职务、权限和责任，建立工作制度和规范，同时建立有效的指挥系统，使单位的工作有机地组织起来，协调地发展。组织有以下基本含义：目标是组织存在的前提，组织是实现目标的工具，分工合作是组织运转并发挥效率的基本手段，组织必须具有不同层次的权利和责任制度，组织这一工作系统必须是协调的。

医院组织是指为了实现医院目标，以一定的机构形式，将编制的人员群体进行有机的组合，并按一定的方式与规则进行活动的集合体。医院组织是组成医院的基本机构，是医院进行各项活动的基本条件，也是整个医院管理的基础。医院组织设置的原则主要考虑以下几点：管理宽度原则，一个领导者有效指挥下属的人数是有限的；统一指挥原则，一个人只能接受一个上级的命令和指挥；责权一致原则，赋予责任的同时，必须赋予相应的权力；分工协作的原则，按照不同专业和性质进行合理分工，各部门也要协调和配合；机构精简原则，保证机构正常运转情况下配置少而精的管理人员。

医院组织机构的设置，要从医院的工作性质和任务规模出发；适应自身的职能需要。组织工作就是为了实现医院的共同目标，需要建立有效的、连续性的工作系统，而建立这个系统所采取的行动过程。医院组织工作的一般程序为确定医院目标、设置组织结构、合理配置资源、授予相应权责利、协调沟通各方关系等。

三、控制与协调职能

控制是指组织在动态变化过程中，为确保实现既定的目标，而进行的检查、监督、纠偏等管理活动。控制就是检查工作是否按既定的计划、标准和方法进行，若有偏差要分析原因，发出指示，并做出改进，以确保组织目标的实现。它既是一次管理循环过程的重点，又是新一轮管理循环活动的起点。按照控制活动的性质划分，可分为预防性控制、更正性控制；按照控制点的位置划分，可以分为预先控制、过程控制、事后控制；按照信息的性质分，可以分为反馈控制、前馈控制；按照采用的手段划分，可以分为直接控制、间接控制。

医院不论是惯性运作还是各项工作计划的执行，都必须在有控制的条件下进行。医院内的控制通常可以分为三种：一是事前控制，又称前馈控制，是指通过情况观察、规律掌握、信息收集整理、趋势预测等活动，正确预计未来可能出现的问题，在其发生之前采取措施进行防范，将可能发生的偏差消除在萌芽状态，如制定实施各种规章制度，开展医疗安全、药品安全、预防医院感染等活动。二是过程控制，又称事中控制，是指在某项经济活动或者工作过程中，管理者在现场对正在进行的活动或者行为给予指导、监督，以保证活动和行为按照规定的程序和要求进行，如诊疗过程、护理过程等。三是事后控制，又称后馈控制，是指将实行计划的结果与预定计划目标相比较，找出偏差，并分析产生偏差的原因，采取纠正措施，以保证下一周期管理活动的良性循环，如医疗事故处理等。

医院进行控制的方式主要有利用医院信息系统，进行各类绩效考核等。控制是一种有目的的主动行为。医院的各级管理人员都有控制的职责，不仅对自己的工作负责，而且必须对医院整体计划和目标的实现负责。控制工作离不开信息的反馈，在现代化医院中建立医院信息系统将会成为管理者进行控制工作，保证管理工作沿着医院的目标前进的一种重要手段。

协调就是使组织的一切工作都能和谐地配合，并有利于组织取得成功。协调就是正确处理组织内外各种关系，为组织正常运转创造良好的条件和环境，促进组织目标的实现。包括组织内部的协调、组织与外部环境的协调、对冲突的协调等。协调也可以说是实现控制的一种重要手段，与控制相比有更好的管理弹性。

四、激励职能

激励是指人类活动的一种内心状态，它是具有加强和激发动机，推动并引导行为使之朝向预定目标的作用。激励有助于激发和调动职工的积极性，这种状态可以促使职工的智力和体力能量充分地释放出来，产生一系列积极的行为；有助于将职工的个人目标与组织目标统一起来，使职工把个人目标统一于组织的整体目标，激发职工为完成工作任务作出贡献，从而促使个人目标与组织目标的共同实现；有助于增强组织的凝聚力，促进内部各组成部分的协调统一。

医院管理者要对职工进行培训和教育，充分激励职工的积极性、创造性，不断提高职工的业务水平，更好地实现目标。正确的激励应遵循以下原则：目标结合的原则，将医院组织目标与个人目标较好的结合，使个人目标的实现离不开实现组织目标所做的努力；物质激励与精神激励相结合的原则，既要做好工资、奖金等基本物质保障的外在激励，也要做好满足职工自尊心和自我实现的内在发展激励；正负激励相结合的原则，即运用好奖励和惩罚两种手段进行激励约束。

目前医院激励职工的手段与方法包括：①物质激励。在物质激励中，突出的是职工的工资和奖金，通过金钱的激励作用满足职工的最基本需要。②职工参与管理。参与管理是指在不同程度上让职工和下级参与组织决策和各级管理工作的研究和讨论，使职工体验到自己的利益同组织利益密切相关而产生责任感。职工代表大会是目前医院职工参与管理的主要形式之一。③工作成就感。使工作具有挑战性和富有意义，满足职工成就感的内在需求，也是激励的一种有效方法。④医院文化建设。通过建设富有特色的医院文化，增强职工的凝聚力和归属感，从精神上激励职工产生自尊和责任感。

五、领导职能

领导是在一定的社会组织或群体内，为实现组织预定目标，领导者运用法定权力和自身影响力影响被领导者的行为，并将其导向组织目标的过程。领导的基本职责，是为一定的社会组织或团体确立目标、制定战略、进行决策、编制规划和组织实施等。

领导职能是领导者依据客观需要开展一切必要的领导活动的职责和功能，医院领导的基本职能包括规划、决策、组织、协调和控制等。有效的领导工作对于确保医院高效运行并实现其目标至关重要。在医院经营管理活动的各个方面都贯穿着一系列的领导和决策活动。例如，办院方针、工作规划、质量控制、人事安排、干部培训、财务预算、设备更新等都要做出合理的决定。从我国医院管理现状来看，领导者在现代医院管理中的作用越来越大，地位也越来越重要。领导的本质是妥善处理好各种人际关系，其目的是形成以主要领导者为核心、团结一致为实现医院发展目标而共同奋斗的一股合力。

我国医院的领导体制也在不断变化之中。自 1991 年以来，我国公立医院的领导体制多实行院长负责制，也有少部分为党委领导下的院长负责制；而在一些股份制医院、民营医院、合资医院则有不少实行的是董事会领导下的院长负责制。院长负责制是目前我国医院领导体制的主体形式，在该体制下医院院长对医院行政、业务工作全权负责，党委行使保证监督的职能，职工通过职工代表大会参与医院的民主管理与民主监督。公立医院院长受政府或其下属机构委托全权管理医院，对行政、业务工作全面负责，统一领导。当前，新一轮的医药卫生体制改革正在全面深化的过程中，我国医院的领导和管理体制也必将随之发生相应的改变。

第二章　医院战略管理

战略管理概念最早出现在古代军事领域，现代战略管理概念的出现是古代战略管理思想长期发展的结果。随着我国医疗市场的逐渐放开，医院的发展将更多地取决于市场的作用和医院自身的力量，未来医院的竞争，拼的就是战略。因此，医院必须研究医疗市场，明确自己在医疗市场中的定位，制定发展战略，从而使医院在医疗市场对外开放的激烈竞争中始终保持较强的竞争力。所以，战略管理之于医院来说，具有非常重要的意义。

第一节　医院战略管理概述

一、医院战略的概念与理论

（一）医院战略的概念

战略一词源于希腊语"Stratesos"，原意是"将军"，当时引申为指挥军队的艺术和科学，后来演变为泛指重大的、全局性的、左右胜败的谋划。战略一词与企业经营联系在一起并得到广泛应用的时间并不长，最初出现在巴纳德的名著《经理的职能》一书中，但当时该词并未得到广泛运用。企业战略一词自1965年美国经济学家安索夫著《企业战略论》一书问世后才广泛运用，也是从那时起，"战略"一词广泛应用于社会、经济、教育和科技等领域。一般而言，战略是指对事物长远发展的全局性谋划。

从管理学的角度理解，战略管理就是运用一个组织和机构的内部能力去适应外部环境需求的过程，属于计划的范畴。医院战略是医院面对激烈变化、严峻挑战的经营环境，在符合医院使命的条件下，为求得长期生存和不断发展而进行的总体性谋划。此种谋划不仅可以维持医院的现状，更重视创造医院的未来。从医院战略制定的要求来看，医院战略就是要充分利用医院的机会和威胁去评价医院现在和未来的环境，用优势和劣势去评价医院的内部条件，进而选择和确定医院总体目标，制定和选择实现目标的行动方案。

（二）战略管理理论

目前对什么是战略管理理论有各种不同的见解，大体可归纳为以下三个学派的观点。

1.经典战略理论

该理论的主要代表人物有钱德勒、安德鲁斯和安索夫。钱德勒的战略思想，基于环境—战略—组织之间的相互关系，奠定了企业战略理论研究的基础。他认为，企业只有在一定的客观环境下才能生存和发展。因此，企业应在对环境进行分析的基础上制定相应的目标与战略，组织结构必须适应企业的战略，跟随战略变化而变化。

以安德鲁斯为代表的战略理论称为战略设计理论，主张企业战略就是使企业自身与所遇机会相适应，仍然强调企业与环境之间的关系，将企业的战略分为战略制定与战略实施两个过程。安德鲁斯确立了战略分析的 SWOT 模型，主张企业应在 SWOT 分析的基础上制定发展战略。

以安索夫为主要代表的战略计划理论认为，战略构造应是一个有控制、有意识的正式计划过程；战略行为是对其环境的适应过程及由此而导致的企业内部调整的过程；企业战略的出发点是追求自身的生存发展。其主要思想包括战略"四要素"、战略经营单位、战略优势原理。

2.竞争战略理论

竞争战略理论的主要代表人物是迈克尔·波特。20 世纪 80 年代以后，企业战略理论得到了很大的发展。波特将企业战略理解为：企业战略的关键是确立企业的竞争优势，波特提出了五种竞争力量模型，即潜在进入者的威胁、现有竞争者的力量、替代品的威胁、消费者的讨价还价能力及供应者的讨价还价能力。波特在五种竞争力量模型的基础上，将选定的行业进行战略定位，并提出了三种可供选择的竞争战略：低成本战略、差异化战略、集中化战略。

波特强调企业在制定竞争战略时要联系企业所处的环境，指出行业是企业经营的最直接环境，行业的结构决定了企业的竞争规则、竞争范围、企业的潜在利润及可供企业选择的战略。企业的竞争优势取决于两个因素：一是企业所处行业的营利能力，即行业吸引力；二是企业在行业内的相对竞争地位。因此，企业要获得竞争优势就应当选择有吸引力的产业。

3.核心竞争力理论

1990 年，普拉哈拉德和哈默尔在《哈佛商业评论》上发表了《企业的核心竞争力》一文，标志着核心竞争力理论的诞生。核心竞争力的英文原意是"核心能力或核心技能"，是指组织中的积累性和集体性学识，特别是关于如何协调不同的生产技能和有机结合多种技术流的学识，具有价值性、稀缺性和不可模仿性。

核心竞争力理论认为，在制定战略时，内部环境比外部环境更重要，注重制定战略所需的知识和技能积累，这和行业学派侧重于外部环境形成鲜明的对比。核心竞争力是企业获得持续竞争优势的源泉，可以获得超出市场的平均利润，能够比竞争者更有效地把这些能力与在行业中取胜所要求的能力结合起来。

二、医院战略的层次

医院战略存在 3 个层次：总体战略、业务战略和职能战略。

（一）总体战略

医院总体战略是一个医院的整体战略总纲，是医院最高管理层指导和控制医院的一切行为的最高行动纲领，是为实现医院总体目标而对医院未来发展的总方向所进行的长期的、总体性的谋划。总体战略的研究对象是由一些相对独立的业务或事业单位组合成的整体。总体战略根据医院的目标，选择医院的经管领域和发展方向。

1.特点

（1）从形成的性质看，是有关医院全局发展的、整体性的长期战略行为。

（2）从参与战略形成的人员看，主要是医院的高层管理者。

（3）从对医院发展的影响程度看，与医院的可持续发展有着密切关系。

2.规划任务

（1）确定医院的任务。

（2）确立战略业务单位、活动领域。

（3）战略业务单位的资源配置。

（4）规划新业务。

3.关键要素

（1）医院的发展历史。

（2）医院所有者的偏好。

（3）现实的市场环境。

（4）医院所能够调配的资源。

（5）医院所特有的核心竞争力。

（二）业务战略

业务战略也称事业部战略，或者是分公司战略。是在总体战略指导下，各个经营单位制定的部门战略，是总体战略之下的子战略。它是管理层为取得某一特定业务领域中经营成功而制定的行动方案和经营策略模式。业务战略主要强调经营范围和资源配置两个因素，主要研究的是产品和服务在市场上的竞争问题。从医院外部来看，业务战略的目的主要是建立一定的竞争优势，即在某一特定的服务领域取得能力；从医院内部来看，主要是获得一定的协同效应，即统筹安排和协调医院内部的各种诊疗、财务、技术开发等业务活动。

（三）职能战略

医院职能战略是为贯彻、实施和支持总体战略与经管单位战略而在医院特定的职能管理领域制定的战略，是医院主要职能部门的短期战略。它使医院职能部门管理者可以更加清楚地认识到本部门在实施医院总体战略中的责任和要求，有效地运用研究开发、医疗服务、财务运行、人力资源等方面的经营机制。比较重要的职能战略有人力资源战略、财务战略、技术开发战略、公关战略等。相对于总体战略，其更为具体，阐明职能部门准备如何实施总体战略，为负责完成年度目标的执行者提供具体指导。

三、医院战略的特点与构成

（一）医院战略特点

1.质变性

医院战略是医院管理者在把握外部环境本质或根本性变化的基础上做出的方向性决策。它不是对医院外部环境非本质变化的应急反应，也不是根据经济和业务指标所做出的逻辑推理，而是对医院活动具有质变性影响的决策。

2.全局性

现代医院是一个多组织、多层次的复杂体系。医院战略必须以医院全局为对象，在综合平衡的基础上确定优先发展项目、权衡风险大小并为实现医院整体结构和效益的优化而进行的全面规划，它规定的是整体的行动，追求的是全局的效果。根据医院总体发展的需要统筹医院的总体行动，从全局出发去实现对局部的指导，通过局部高品质的工作业绩，来保证全局目标的实现。

3.纲领性

医院战略规定着医院的长远目标、发展方向和重点及拟采取的基本方针、重大措施和主要步骤。这些都是原则性和概况性的规定，医院的短期经营活动都应在这一基本纲领的指导下进行，并对战略的实施提供保证，它不是对经营或外部环境短期波动做出的反应，医院战略就像轮船的舵，它决定着医院这艘大船的行驶方向。

4.相对稳定性

为了实现医院的可持续发展，战略应具有相对稳定性。虽然战略需要根据环境的变化做出适当调整，但这种调整不应过于频繁。因为战略体现的是组织的长远利益，而这种目标的实现本身需要较长的时期，甚至要以牺牲短期利益为代价。因此，若医院的战略不能保持相对稳定性，不仅难以实现长期目标，还可能使努力付之东流，带来组织成员的失望，以及组织凝聚力和效率的下降，造成无法弥补的损失。

5.竞争性

战略是竞争中如何与对手抗衡的行动纲领，也是针对各种冲击、压力、威胁和困难的基本安排。医院战略具有主动适应环境变化的功能和改造环境的功能。要不断通过自身变革，形成差别优势，以奠定现实和未来竞争的基础。

6.适应性

医院战略制定后保持一定的稳定性是必要的，但并不是一成不变的。一个好的战略总是力求实现稳定性和适应性的统一，前者意味着战略在较长时期内保持相对稳定性，能够稳定组织成员的情绪，增强他们的信心；而后者意味着所确定的战略目标既要简单明确，又不过分僵化和具体，保持适当的张力。换句话说，医院在制定战略时，应考虑建立资源缓冲地带，保证资源分配的灵活性，使战略与环境变化及资源之间保持必要的协调性，这是战略目标最终能够实现的必要条件。

7.长远性

医院战略管理应着眼于未来，对较长时间内医院如何生存和发展进行通盘筹划，以保持其可持续发展能力。随着医疗体制和医疗保障制度改革的深入进行，社会医疗保险、医药分开、商业健康保险的参与，以及加入世贸组织后外资的涌入，使得医院之间争夺、医疗市场的竞争更加激烈。现代医院若没有超前的战略部署，生存和发展就必然要受到影响。这要求医院必须对人才培养、资源配置等内部建设，以及外部环境进行细致合理地分析预测，通过预测未来的变化趋势来制定医院发展的策略和措施，把目前的工作同将来的发展紧密结合起来。

（二）医院战略的构成

1.宗旨和愿景

宗旨是医院对自身存在的目的或使命、信条和经营哲学的陈述。这种陈述包括：医院的服务对象，医院的服务项目，医院的竞争市场，技术和医院的相关程度，医院生存与发展的能力，医院中最基本的信念、价值观和哲学理念，医院特点和竞争优势，公众形象对医院的相关程度。在未来的岁月里，医院竭尽全力究竟要成为什么类型的医疗机构；医院究竟要占据什么样的市场地位。医院管理层就这两个问题的答案实际上构成了医院的愿景，或称之为战略展望。

2.经营范围

经营范围是指医院从事医疗服务经营活动的领域。它反映出医院目标与外部环境相互作用的程度。医院可以根据自己的服务能力及水平与市场需求对象的现状来描述经营范围，多方位、多层次地研究好自己和服务对象。这种描述有两个出发点：一个是医院的使命，即医院如何能够满足医疗市场需求，使现有服务水平与之相匹配。另一个是患者，即医院服务的现实"购买者"或消费者。使命与患者的关系有时是一致的，即医院现有的服务内容可以满足患者的需要；有时是不一致的，即患者可能有多种需求，需要不同的服务方式和不同的服务水准来满足。医院在描述自己的经营范围时要考虑医院的公益性和政府执业许可与需求之间的矛盾，务必要符合医院和社会民众的利益。

3.资源配置

资源配置是指医院资源与技能配置的水平和模式，又称为特殊能力。医院只有以不能模仿或难以模仿的方式，取得并运用适当的资源，形成自己的特殊技能，才能具有医疗市场的竞争力。对于所有制不同的医院来说，某种资源的获得可能具有"先天"的不同。例如，公立医院对于公共资源（包括财政补贴、政策优惠、社会信誉、人才流向等）的占有和获得得天独厚，民营医院是难以实现的。这种"先天"条件所导致的垄断性，会随竞争机制的引入和政策的调整而发生变化。

4.竞争优势

竞争优势是指医院通过其资源配置的模式和经营范围的决策，在医疗市场形成与其竞争对手不同的竞争态势。竞争优势既可以来自医院在服务项目和市场的地位，也可以来自医院对特殊资源的正确运用。由于医疗市场是一个不完全竞争的市场，一方面竞争的作用不是无限的，不能片面考虑竞争作用，也不能不择手段；另一方面竞争的优势获得具有"先天性"，这种"先天性获得"既源于医院的"出身"条件，也源于医患双方信息的不对称。政府基于对公共服务的监管职能，必然要对医疗市场的竞争加以限制并逐步削弱信息的不对称程度，医院的竞争优势总是在政府的宏观控制下此消彼长。

5.协同作用

协同作用是指医院从资源配置和经营范围决策中所能寻求到的各种共同努力的效果。就是说，分力之和大于各分力简单相加的结果。这种协同作用包括：投资协同作用（共同利用投资所得的设备和技术）、作业协同作用（共同分享各种操作技术和经验）、营销协同作用（共同利用营销机构、渠道和手段）、管理协同作用（共同分享管理经验和组织协调）。

四、医院战略管理的概念与特点

（一）医院战略管理的概念

医院战略管理是医院为了长期的生存和发展，在充分分析医院外部环境和内部条件的基础上，确定和选择医院战略目标，并针对目标的落实和实现进行谋划，进而依靠医院内部能力将这种谋划和决策付诸实施。医院战略管理不仅涉及医院战略的制定和规划，而且包含着将战略付诸实施的管理。医院必须研究医疗市场，明确自己在医疗市场中的定位，制定发展战略，从而使医院在医疗市场对外开放的激烈竞争中始终保持较强的竞争力。

（二）医院战略管理的特点

战略管理主要涉及医院的方向性问题，如医疗服务领域的选择、医院规模的扩大等，是有关医院未来发展的全局性谋划和决策；战略管理追求医院的长期生存、发展和战略竞争力的提高，重视医院的长远利益和发展潜力；战略管理以复杂多变的经营环境为前提，注重监测医院外部环境的变化，制定有效的战略计划，利用有限的资源，保证医院在变动的环境中生存和发展。

战略管理不同于经营管理。经营管理是医院在方向既定的情况下组织好产品和服务，有一套比较稳定的规章制度和程序；主要追求目前的经营成果和利益；以稳定的经营环境为前提，重点放在日常的经营活动上。这种职能性管理是医院必不可少的，但医院是由具有执行不同职能的部分所组成的统一整体。将医院的各个职能部门协调一致，有机地结合起来运作，就需要战略管理来发挥作用。战略管理从医院整体、全局的角度出发，综合运用职能管理功能，处理涉及医院整体和全面的管理问题，使医院的管理工作达到整体最优。

五、医院实施战略管理的意义

在当前形势下，实施战略管理对我国医院的改革和发展具有重要的现实意义。

（1）战略管理有利于提高医院管理的前瞻性和效能，有利于解决看病难、看病贵的问题。战略管理能促使医院管理者更长远、全面地思考医院发展与社会承受能力的关系，降低医疗成本，优化医疗服务，提高管理职能。

（2）战略管理能保持医院的可持续发展。战略管理能指导管理者结合环境的机遇与自身条件做出正确评判，制定符合社会需要和医院自身条件的发展目标，保持医院的稳定经营。

（3）战略管理可以促进医院的资源重组。在医疗体制改革不断深入的今天，医院的重组无法避免，从战略的高度审视医院间的优势、劣势，选择合适的重组方案，合理配置医疗资源形成结构合理、优势互补、功能齐全、效率优先的医疗机构。

（4）战略管理可以提高医院运行效率。随着我国医疗市场的逐渐开放，医院的发展将更多地取决于市场的作用和医院自身的力量，战略管理有助于医院充分发挥现有资源的使用效率，提高运营效率，提供优质、高效的服务和合理的费用。

第二节　医院总体战略规划

医院总体战略规划是指为了保持医院的目标与变化环境之间的"战略适应"，而制定长期战略所采取的一系列重大步骤，主要包括认识和界定医院的使命、确定医院的目标、安排业务组合战略及规划成长战略等。

一、界定医院的使命

一家医院在确定自身的使命时，必须明确回答以下几个问题："本医院是干什么的？""本医院的主要市场在哪里？""我们的患者需要什么样的产品和服务？""本医院通过什么方式去为患者提供服务？"通过这些问题的回答来阐明：我们要去向何方？未来的业务组合是什么？我们的顾客是谁？我们的核心能力是什么？

医院的使命是以任务书的形式表达的。有效的任务书，应该体现以下原则。

（一）市场导向性

即医院的最高管理层在任务报告书中要按照医院的需要来规定和阐述医院使命。

（二）可行性

即按照医院实际资源能力来规定自己的业务范围。

（三）激励性

即应使全体医护员工从任务书中感受到自己对社会的贡献和发展前途。

（四）具体性

即医院最高管理层在任务报告书中要规定明确的方向和指导路线，以缩小每个医护人员的自由处理权限和范围。

医院的使命一旦被规定，在未来的较长一段时间内就成为医院努力的焦点。一般来说，医院的使命不能随着环境的变化或无关的新机会出现而经常出现变更。然而，有时在短短几年之内就需要改写任务书，因为它不再有效或者不能为医院规定一个最好的行动方向。环境变化越快，医院就越需要经常检查其任务的规定和表述是否适当。

二、确定医院的目标

医院目标是指医院未来一段时间内所要达到的一系列具体目标的总称。医院作为一个社会组织，其目标是多元化的，既有经济目标，也有非经济目标；既有定性目标，也有定量目标。概括而言，主要包括以下方面。

（一）社会责任目标

如医院在社会中的形象和贡献。

（二）技术目标

如新产品和新技术引进开发。

（三）人力资源目标

如人力资源的获得、对个人能力的发掘和发展。

（四）员工积极性目标

如对员工的激励、报酬。

（五）效率目标

如业务增长率等。

三、规划医院的业务组合

医院业务发展到一定的规模之后，就会形成不同的业务结构，而每一个业务面临的增长机会是不同的。在医院资源有限的条件下，医院必须在各个业务之间权衡分配方案，才能保证医院整体的发展。医院对业务构成进行分析、评价，择优汰劣，最佳的业务组合是指能使医院的强项和弱项更好地适应环境所提供机会的业务组合。

（一）医院战略业务单位规划

现代医院的业务呈现多元化特征，将这些业务按照一定的方式进行划分是医院管理者制定医院整体战略的基础性工作。医院中每一个独立的业务范围就是医院的一个"战略业务单位"。一个战略业务单位应该具有以下特征：

（1）它是单独的业务或一组相关的业务。

（2）可制定自身的业务发展计划，并能独立实施。

（3）可以单独考核业务活动和绩效。

（4）有自己的竞争对手。

（5）有专职的人员负责制定战略计划，并掌握一定的资源，通过计划的实施为医院创造价值。

（二）医院战略业务单位评价

医院在划分业务单位后，需要对各个业务单位当前的发展趋势进行分析，以决定如何合理地在它们中配置有限的资源，以形成总体上的竞争优势。具体的分析方法有波士顿矩阵法、通用电气公司法。下面主要介绍波士顿矩阵法。

波士顿矩阵（又称波士顿矩阵咨询集团法、四象限分析法）是由美国波士顿咨询集团公司在 20 世纪 60 年代提出的，管理学上简称为 BCG 法。

矩阵图中的纵坐标代表业务的增长率，表示医院的各战略业务年增长率。若以10%为分界线，10%以上的为高增长率，10%以下的为低增长率。横坐标代表相对业务占有率，表示医院各战略业务单位的业务占有率与同行业内最大竞争者的业务占有率之比。如果医院的战略业务单位的相对业务占有率为0.4，这就意味着其业务占有率为同行业最大竞争者的业务占有率的40%；如果医院的业务单位的相对业务占有率为3.0，则意味着该医院的战略业务范围是行业领导者，其业务占有率为占据第二位的医院业务占有率的3倍。若以1.0为分界线，1.0以上为高相对占有率，1.0以下为低相对占有率。

矩阵图中的圆圈代表医院的战略业务单位。圆圈的位置表示各战略业务单位的业务增长率和相对业务率的高低；各个圆圈的面积表示各战略业务单位业绩的大小。矩阵图把医院所有的战略业务单位分为四种不同类型。

1.第一象限

问题类业务，它处于高增长率、低市场占有率象限内。前者说明机会大，前景好，而后者则说明业务存在问题。医院中大多数业务都是从问题类开始的。该类业务存在的原因：一是需求增长较快，但医院在该业务单位上的投资过少，导致其业绩较低，行业内地位较低；二是相对于竞争者而言，医院在该业务上不具有竞争优势，虽然进行了相当大的投资，但行业地位没有太大的改变，无法成为行业的领导者。

2.第二象限

明星类业务，它是指处于高增长率、高市场占有率象限内的业务。该类业绩增长较快，医院在该业务上的优势比较明显。快速成长的业务往往会吸引更多的竞争者加入，使业务主体进一步增多，竞争进一步加剧，谁会成为最终的行业领导者将变得不确定。医院应当在该业务上增加投资，使优势能够得到保持，甚至进一步提高业务占有率。因此，明星类业务并不是一个利润创造者，而是一个资金消耗者。

3.第三象限

现金牛类业务，它是指处于低增长率、高市场占有率象限内的业务，已进入成熟期。该业务处于行业领先的地位，同时，业务已较为成熟，新进入者较少，竞争趋于平稳。所以，医院在该业务上不会追加太多的投资。将该类业务称为"现金牛"，是指该类业务能给医院带来大量的利润。如果医院的该类业务过少或者说现金牛过"瘦"，说明医院的业务投资组合不够健康。因为医院发展其他业务需要大量资金投入，而该类业务是医院资金来源的主要提供者。

4. 第四象限

瘦狗类业务，它是处在低增长率、低市场占有率象限内的业务。该类业务是进入衰退期的业务，因为瘦狗类业务会占用医院大量的资金，但又不会带来较好的利润，需要决策者下决心放弃该类业务。一个医院如果瘦狗类业务过多，说明业务投资组合不合理。

以上四类战略业务单位在矩阵中的位置不是永远不变的，任何业务都有其生命周期，随着时间的推移，这四类战略业务单位在矩阵图中的位置就会发生变化。起初位于问题类的战略业务单位如果经营成功，就会转入明星类，而如果业务增长率降到 10% 以下，又会从明星类转到现金牛类，最后转到瘦狗类。

利用 BCG 法，医院通过计算分析将所有的战略业务组合在矩阵图中一一标示，就能清楚本医院战略业务组合是否合理，以及需要做出怎样的战略调整。

（三）医院业务调整战略

通过对所有的战略业务单位的评估分析，医院需要采取适当的措施对原有业务组合中不合理的部分进行调整，有以下四种调整战略。

1. 发展

目的是扩大战略业务单位的行业份额，甚至不惜放弃近期利益来达到这一目标。这种战略特别适用于问题类业务，如果要使它们成为明星类业务，其业务占有率必须有较大的增长。

2. 维持

目的是保持战略业务单位的相对市场占有率，既不缩减规模，也不再扩大其规模。这种战略适用于强大的现金牛类业务，因为这类业务能提供大量资金。

3.收割

在不影响某项业务的长期地位的前提下，增加战略业务单位的短期现金收入收割战略比较适用于弱小的现金牛类业务单位，这类业务单位前途暗淡，医院又需要从这类业务中榨取更多的资金。这种战略也适用于问题类和瘦狗类业务。

4.放弃

目的在于清理、撤退某些业务单位，以便把资源转移到更有利的领域。它适用于瘦狗类和问题类业务。

医院可能犯的错误是要求所有的战略业务单位都要达到同样的增长率，还有可能出现的错误包括：给现金牛类业务留存的资金过少，在这种情况下，这些业务的发展就会减弱；留存给现金牛类业务的资金过多，使医院无法向新的成长业务投入足够的资金；给瘦狗类业务投入大量资金，但却经常失败等。

四、规划医院的成长战略

医院在对现有业务组合进行分析和评估之后，下一步就是对未来发展方向做出具体安排，即制定医院的成长战略。医院的成长战略主要有 3 种：密集型战略、一体化战略和多元化战略。

（一）密集型战略

密集型战略是医院在原有业务范围内，充分利用在产品和服务方面的潜力来求得发展的一种战略。密集增长型战略源于世界著名战略学家安索夫提出的产品—市场矩阵分析法，主要包括市场渗透、市场开发、产品开发 3 种战略形式，可归纳为渗透战略和开发战略。

1.渗透战略

是指医院采取更加积极有效的措施，努力提高现有服务的业务占有率，从而扩大医院的业务发展。具体有以下策略：运用多种有效手段，吸引患者到本医院就医；争取其他医院的患者，提高现有服务的业务占有率。

2.开发战略

包括市场开发战略和服务产品开发战略。具体策略为：医院寻找现有业务的潜在顾客，成为更多地区的医保定点医院，努力开拓新的业务范围，同时不断提供改进后的服务，以满足现有的多层次需求，实现医院业务的发展。

（二）一体化战略

一体化战略是指医院充分利用各方面的优势，采取水平方向（横向）或垂直方向（纵向）发展的一种战略取向。

1.水平一体化战略

是指医院以兼并处于同一领域（性质相同或开展同类业务）的其他医疗机构为其战略发展方向，以促进医院实现更高程度的规模经济和迅速发展的一种战略。

2.垂直一体化战略

是指医院在业务链上向前向后两个方向延伸、扩展的一种战略，包括后向一体化战略和前向一体化战略。

（三）多元化战略

多元化战略又称多角化战略，指医院增加服务种类，扩大医院业务范围，使医院的特长得到充分发挥，人力、物力、财力等资源得到充分利用，从而提高医院的业绩。如果机会好，医院可以考虑开发与目前业务不相关但吸引力更强的业务。多元化战略包括同心多元化、水平多元化、综合多元化。

1.同心多元化

是以医院现有医疗产品和服务为中心向外拓展业务，即利用医院的原有技术、特长、经验等发展新医疗产品和服务，增加产品和服务种类，从同一圆心向外扩大的业务范围，如医院利用现有的医疗资源进入健康产业。实施这种战略没有脱离原来的经营范围，经营风险小，易成功。

2.水平多元化

是利用原有业务，采用不同技术增加新业务。这些技术与医院现有能力没有太大关系，如医院进入养老、健康旅游行业。水平多元化特点是原医疗产品和服务与新医疗产品和服务的基本用途不同，但存在较强的市场关联性。由于医院在技术、资金方面进入全新的领域，故风险加大。

3.综合多元化

是指医院以新业务进入新市场，新业务与医院现有的技术及业务毫无关系，如医院进入房地产行业。综合多元化这种做法风险较大，医院在规划新的发展方向时，必须十分慎重，结合已有的特长和优势予以考虑。

第三节　医院战略管理过程

战略管理过程包括战略分析、战略制定、战略实施与控制3个环节。各环节之间是相互联系、循环反复、不断完善的过程。

一、战略分析

战略分析是指对影响医院现在和未来生存与发展的一些关键因素进行分析，即通过资料的收集和整理分析医院的内外环境，包括医院诊断和环境分析两个部分。战略分析是战略管理的重要环节。

（一）识别和鉴定医院现行战略

在医院运营的过程中，随着外部环境的变化和医院自身的发展，医院的战略也必须进行相应的调整和转换。在制定新的战略时，首先必须识别医院的现行战略是否能适应当前的形势。因此，识别和鉴定医院现行的战略是制定新战略的前提。只有在确认现行战略已经不适用时，才需要制定新的战略。同时，也只有在认清现行战略缺陷的基础上，才能制定出准确的新战略方案。

（二）分析医院内外部环境

调查、分析和预测医院的外部环境是医院战略制定的基础。通过环境分析，认清医院所面临的主要机会和威胁，觉察现有和潜在竞争对手的图谋和未来的行动方向，掌握未来一段时期社会、政治、经济、军事、文化等宏观环境的动向，以及医院由此而面临的机遇和挑战。

　　进行内部环境分析，就是对医院自身优势与劣势进行分析，以预测医院经营能力对外部环境的适应能力。医院可以通过内部分析来测定和评估医院的各项素质，摸清医院自身的状况，明确自身的优势与劣势。

　　我们通常采用 SWOT 分析法来完成环境分析。SWOT 分析是一种对医院的优势、劣势、机会与威胁的分析，它把医院所有的内部因素（包括医院的优势和劣势）都集中在一起，通过利用外部的机会和威胁对这些因素进行评估。这些因素的平衡决定了医院该做什么，以及什么时候去做。

　　"S"是指"strength"，即医院优势，它是指医院进行医疗市场细分之后，根据医院自身情况和对竞争者的分析，确定医院在同类医疗市场的竞争优势。

　　"W"即"weakness"，是指医院的劣势，医院要想进入某一个细分医疗市场，不但要分析自己的优势，更应理性地分析自己在同类竞争医院中的劣势。只有全面地分析了自己的实力，才能做到心中有数，才能制定正确的发展战略。

　　"O"是指"opportunity"，具体指医院在某一医疗市场中的机会，所谓"机会"，是指医院在某一医疗市场中尚未发现的潜在需求或者说是有利于医院经营的客观环境的出现。在这种情况下，医院如果能很好地利用这些机会，会为医院的发展带来无限的机遇。

　　"T"即"threat"，是指威胁，具体来讲，是指在医院现有的医疗市场中，有新的竞争对手进入，或原有的医疗市场份额被竞争对手所抢占，或是出现了对本医院活动非常不利的情况等，都有可能威胁到医院的生存和发展。对于医院来说，现有的经营环境，新医院的不断设立，新治疗技术的不断出现，都有可能成为医院经营的威胁。

　　SWOT 分析通常有四个步骤。

　　1.分析医院内部环境，找出自身的优势和劣势

　　医院的优势是指在执行策略、完成计划，以及达到确立的目标时可以利用的能力、资源及独有的技能。影响这些优势的因素包括：对医疗市场的控制能力、核心优势、规模经济、成本在医疗市场上处于较低水平，领导和管理能力强，融资能力强及占有资源多，技术能力强，有专科特色，服务差异度明显，服务质量高，善于改革与创新，医院声誉好。

医院的劣势是指执行策略、完成计划，以及达到确立的目标时可以利用的能力、资源及技能的缺失。影响这些劣势的因素包括：医疗市场份额处于劣势、较少的核心优势、不利于竞争的旧设备及未达到适当规模、成本在医疗市场上处于较高水平、缺乏领导和管理能力、融资能力弱及占有资源少、技术能力弱，以及无专科特色、服务差异度较低、服务质量较差、缺少改革与创新、医院声誉较差。

2.分析医院的外部环境，认识机遇和威胁

医院的机遇是指在环境变化趋势中对医院的生存与发展有吸引力的、有促进作用的方面。这些机遇的因素包括：新的医疗市场份额、新技术开发、多元化发展、医疗服务需求的变化、人口数量与结构的变化、疾病谱与死因谱的变化、社会环境的变化、世界经济的变化等。医院的威胁是指在环境趋势中对医院生存与发展有不利、消极作用的方面。这些威胁的因素包括：医疗市场竞争加剧、医疗消费者和医院供给方（药品、材料、设备、人力、技术的供给）议价能力增强、医疗服务替代品出现、医疗服务技术老化并步入衰退周期、新技术的冲击、医疗服务需求的变化、人口数量与结构的变化、疾病谱与死因谱的变化、社会环境的变化、经济的衰退等。

以上这些优势、劣势和机遇、威胁都是相对的、动态的，是在特定的时间和特定的区域内通过比较而识别的。

3.组合医院的优势和劣势，机遇和威胁

（1）把识别出的所有优势分成两组，一组是与机遇有关，另一组是与威胁有关。

（2）把识别出的所有劣势分成两组，一组是与机遇有关，另一组是与威胁有关。建构一个表格，每个单元占 1/4。

（3）把医院的优势与机遇和威胁的两组配对，以及劣势与机遇和威胁的两组配对分别放在单元格内。

4.制定不同的医院战略

（1）在某些领域内，医院可能面临来自竞争者的威胁；或者在变化的环境中，有一种不利的趋势；在这些领域或趋势中，医院存在着某种劣势，医院的战略选择就是把这些劣势消除掉。

（2）在某些领域内，医院可能面临一些机遇；或者在变化的环境中，有一种有利的趋势；在这些领域或趋势中，医院存在着某种优势，医院的战略选择就是利用这些机遇形成自己的真正优势。

（3）在某些领域中可能有潜在的机遇，但医院存在着某种劣势，医院的战略选择就是把这些劣势加以改进并逐步形成自己的优势。

（4）在某些领域中可能有潜在的威胁，但医院存在着某种优势，医院战略选择就是把这些优势加以保持和发扬，并随时监控威胁的发生。

运用 SWOT 分析表，不仅可以分析本医院的内外部环境，为医院制定发展战略，还可以用于分析竞争对手，找到竞争者的薄弱环节，以利于制定准确的竞争战略。

二、战略制定

战略分析为战略制定提供了坚实的基础。战略制定主要包括三部分内容，即准备战略方案、评价和比较战略方案、确定战略方案。

（一）准备战略方案

根据医院的发展要求和经营的目标，依据医院所面临的机遇和机会，确定医院比竞争对手更好地服务于目标顾客的竞争优势，医院列出所有可能达到的经营目标的战略方案。

（二）评价和比较战略方案

医院根据全体员工的价值观和期望目标，确定战略方案的评价标准，并依照标准对各项备选方案加以评价和比较。

（三）确定战略方案

在评价和比较方案的基础上，医院选择一个最满意的战略方案作为正式的战略方案。为了增强医院对战略的适应性，医院往往还选择一个或多个方案作为后备的战略方案。

三、战略实施

医院战略方案一经选定，管理者的工作重心就要转到战略实施上来。战略实施是贯彻执行既定战略规划所必需的各项活动的总称，也是战略管理过程的一个重要部分。战略实施主要包括实施及控制两部分内容。

战略实施是为实现医院战略目标而对战略规划的执行。医院在明晰了自己的战略目标后，就必须专注于如何将其转化为实际的行为并确保实现。成功的战略制定并不能保证成功的战略实施，实际做一件事情（战略实施）总是比决定做这件事情（战略制定）要困难得多。

战略实施是一个自上而下的动态管理过程。"自上而下"是指战略目标在医院高层达成一致后，再向中下层传达，并在各项工作中得以分解、落实。"动态"主要是指战略实施的过程中，常需要在"分析—决策—执行—反馈—再分析—再决策—再执行"的不断循环中达成战略目标。

医院战略的实施是战略管理过程的行动阶段，故它比战略的制定更加重要。在医院进行战略实施行动过程中，有 4 个相互联系的阶段。

（一）战略发动阶段

在战略发动阶段，医院的领导人要研究如何将医院战略的理想变为医院大多数员工的实际行动，调动起大多数员工实现新战略的积极性和主动性，要求对医院管理人员和员工进行培训，向他们灌输新的思想、新的观念，提出新的口号和新的概念，消除一些不利于战略实施的旧观念和旧思想，以使大多数人逐步接受一种新的战略。战略的实施是一个发动广大员工的过程，要向广大员工讲清楚医院内外环境的变化给医院带来的机遇和挑战、旧战略存在的各种弊病、新战略的优点及存在的风险等，使大多数员工能认识到实施战略的必要性和迫切性，树立信心，打消疑虑，为实现新战略的美好前途而努力奋斗。在发动员工的过程中要努力争取战略的关键执行人员的理解和支持，医院的领导人要考虑机构和人员的认识调整问题，以扫清战略实施的障碍。

（二）战略计划阶段

在战略计划阶段，可将战略分解为若干个战略实施阶段，每个战略实施阶段都有分阶段的目标，相应的有每个阶段的政策措施、部门策略及相应的方针等。要制定分阶段目标的时间表，要对各分阶段目标进行统筹规划、全面安排，并注意各个阶段之间的衔接，对于近期的目标方针应尽量详细一些。战略实施的第一阶段更应该是新战略与旧战略的衔接阶段，以减少阻力和摩擦。第一阶段的分目标及计划应该更加具体化和可操作化。

（三）战略运行阶段

医院战略的实施运作主要与以下 6 个因素有关，即各级领导人员的素质和价值观念、医院的组织机构、医院文化、资源结构与分配、信息沟通、控制及激励制度。通过这六项因素使战略真正进入医院的日常业务活动中去，成为制度化的工作内容。

（四）战略控制与评估阶段

战略是在变化的环境中实践的，医院只有加强对战略执行过程的控制与评价，才能适应环境的变化，完成战略任务。这一阶段的主要任务在于建立控制系统、监控绩效、评估偏差、控制及纠正偏差。

第三章 医院医疗管理

医疗是医院的中心工作，医疗管理是医院管理的核心内容，是完成医疗任务的主要手段，是影响整个医院管理水平的中心环节。

医院医疗管理的主要内容包括对门诊、急诊、住院、医技科室和康复的管理。门诊是诊疗活动的第一关，进行一般的和初期的诊疗工作；急诊是诊疗和抢救重症患者；留观是指留院观察，通常指患者在病情未稳定时医生采取的观察患者身体情况的措施；住院是对各种重症患者进行全面系统地治疗，是医疗活动的中心环节；医技科室是医院医疗的重要组成部分，直接影响着疾病预防、诊断和治疗的效果；康复是医院医疗工作的延伸和扩展。

第一节 医院医疗管理概述

一、医院医疗管理的概念

医院医疗管理是指医院医疗系统所进行的组织、计划、协调和控制，使之处于应有状态，并对变化了的客观环境有较快适应性，以达到最佳医疗效果为目的的活动。

医疗工作是以患者为中心开展的，所以，现代医院的医疗管理就是有效利用医护人员的技术力量、合理使用各种医疗资源，解除患者的疾病痛苦，为人群提供健康保证。传统上医疗管理的基本内容包括患者从入院到出院的所有环节。现代医院医疗管理的内容更为广泛，是指所有利用医院资源，保障人群健康的医疗行为。当前，随着社会经济环境、生活水平、生活习惯等的改变，疾病谱和死亡谱、人口年龄结构、病因与死因、防治对象和防治对策等发生了很大的变化，这些变化导致医疗的含义包容了预防、诊疗、康复和保健等内容。

二、医院医疗管理的职能和工作原则

（一）医疗管理的职能

医疗管理是完成医院任务的主要手段，医院的基本任务是医疗，即救死扶伤，而医疗任务主要由医疗活动去实现。医疗工作是医院工作的中心，因此，加强医疗管理，提高医疗系统的能力，是保证医院任务完成的重要手段。

医疗管理水平是医院管理水平的体现，是医院综合管理的关键环节。因此，医疗管理的职能主要包括以下方面：

（1）明确医疗管理任务目标，如门诊、急诊、病房、院外及医技科室的医疗工作数量、效率及质量目标，新开展医疗项目的方向、规模，技术力量的配备。

（2）保证医疗技术水平充分发挥，科学设置医疗组织机构，包括医疗技术人员的配备、组合与调度，医疗技术人员的调整与排班，医疗指挥系统灵敏反应。

（3）完善各项医疗规章制度，如以责任制为中心的医疗管理制度、各级人员职责、各种诊疗常规、各项技术操作规范。

（4）检查评估医疗效果，分析和找出管理的缺陷和不足之处，调整医疗管理的内容。

（二）医疗管理的工作原则

医疗管理应坚持以患者为中心，一切从有利于患者的身体康复出发，在现实可能与可行的条件下，把患者利益放在首位，让患者满意，以患者为中心开展诊疗工作，体现现代医学模式的要求。

1.坚持患者第一的原则

医院应以患者为中心，一切为了患者，为了一切患者，全心全意为患者服务。

2.安全有效的原则

严格执行各项医疗规章制度，防范医疗差错事故的发生。

3.执行首诊负责制原则

首诊负责制包括医院、科室、医师三级。患者初诊的医院为首诊医院；初诊的科室为首诊科室；首先接诊的医师为首诊医师。对首诊患者做到谁接诊谁负责，不得推诿，确系他院、他科疾病，应主动联系转院直至他院接收或请相关科室会诊确为他科疾病后方可转科。

4.加强重点管理的原则

注重重点患者、重点科室、重点环节管理。

第二节　医院门诊管理

门诊是全院医疗工作的第一站，是直接接受患者进行诊断治疗和开展预防保健的场所，接触患者最早，涉及人员最多，设置科室多且专业复杂，而患者在门诊停留的时间短暂，因此，门诊管理直接影响着门诊质量的高低、门诊秩序的好坏和门诊矛盾的多少。

一、门诊工作的特点和功能

门诊是直接接受患者进行诊断、治疗、预防保健和康复的场所。医疗工作有其自身的特点。门诊工作呈现"集""强""大""杂""繁"的特点。

（一）门诊医疗工作的特点

1.就诊时间高度集中

患者就诊时间高度集中，就诊高峰多集中在上午。门诊每天要接待大量来自社会的患者。大量的患者及患者陪伴者和医务人员聚集在门诊部进行检查和治疗，具有公共场所人群聚集的特点。

2.每人次诊治时间短

门诊医生用于诊断和治疗的时间短，就诊者希望医护人员在短时间内对他们的疾病做出准确的诊断和有效的治疗，特别是对急重患者，这要求门诊医护人员业务技术水平要高，临床经验要丰富，技术操作要熟练。

3.易发生交叉感染

患者流动性大，容易发生交叉感染。门诊患者中，常有患有急性传染性疾病的患者，候诊室又是患者集中的场所，故容易引起交叉感染。这就要求医院做好门诊感染管理，尤其是预防交叉感染和做好环境卫生管理。

4.就诊环节多且复杂

门诊流程包括挂号、候诊、诊断、检查、取药、治疗等多个环节，任何一个环节的堵塞都可能造成整个流程不畅。门诊管理要注意各环节的特点和时间，做好导医工作，简化就诊手续，帮助患者就诊。

5.工作人员交替频繁

门诊各科工作人员经常轮换，影响对患者的连续观察和治疗，要强调交接班制度，加强病历管理和科室之间的配合。

（二）门诊的功能

（1）负责组织完成患者的门诊诊疗工作。经判断病情不适宜在门诊处置的患者，需要收住院或转院治疗。

（2）承担基层送诊单位转来患者的会诊。按照国家分级诊疗的要求，接诊、会诊基层首诊上转的患者。在患者明确诊断和治疗方案后，应转回基层医疗单位处理，确有必要才能留在本院治疗。

（3）负责相关人群的疾病普查、预防保健、疾病诊断、鉴定等工作。

（4）开展医疗保健咨询和技术指导工作。运用各种形式进行卫生知识疾病的防治、计划生育、优生优育，以及卫生法规的宣传教育工作。

（5）传染病管理。对传染病或疑似传染病患者实行严格的隔离制度，做好消毒工作，以防传染病进一步扩散。认真填写疫情报表，及时上报。

（6）负责所承担的教学和科研工作。

（7）开展计划免疫和健康教育。

二、门诊科室设置和管理体制

门诊工作的任务及特点决定了门诊科室设置要有一定的管理体制，门诊科室设置应与病房相呼应，只有少数科室仅有门诊不设病房或具有病房不设门诊。组织形式是管理的重要组成部分，门诊组织管理形式直接影响门诊质量的高低、门诊秩序的好坏。

（一）门诊科室设置

门诊科室设置可分为4类，即一般门诊、急诊门诊、专科门诊、特殊门诊。随着医学专业分科越来越细、协作性越来越强，门诊科室的分科也越来越细。下面以500张病床的医院为例进行阐述。

1.一般门诊

一般门诊是医院门诊的主要部门，门诊科室有内科、外科、妇产科、儿科、眼科、口腔科、耳鼻咽喉科、感染科、中医科、皮肤科、保健科、社区卫生服务中心等。

2.急诊门诊

急诊门诊可设内科、外科，其他科急诊由住院部二线医生应诊。

3.专科门诊

专科门诊是根据各自医院发展的侧重点和医院综合实力不同而设置的。医学各学科深入发展后不断分化，医学诊疗手段层出不穷，各种先进仪器设备不断得到应用，一些疑难病症不断得到攻克，医院相应产生了专科、专家、专病门诊，如内科分为呼吸内科、消化内科、神经内科、心血管内科等；外科可设泌尿外科、普外科、骨外科等。进一步可分专病专家门诊，如糖尿病、哮喘病、冠心病、心律失常、风湿病、白内障等门诊。

4.特殊门诊

特殊门诊是随着医学模式的改变而设立的，如老年病门诊、心理咨询门诊、疼痛门诊、康复门诊、碎石中心。为方便患者就诊，提高服务水平，绝大多数医院设立了导医门诊或导医台。

（二）门诊管理体制

门诊的组织管理体制主要采用业务副院长领导下的门诊部主任负责制，负责门诊、急诊院前急救工作。县以上综合医院应建立急诊科或急救中心，单独领导急诊工作。医院门诊管理大致分为三种管理形式。

1.业务科室管理形式

门诊医生由医生所在业务科室管理，门诊部只起到协调、监督和检查的作用。在这种管理模式下，门诊部对医生的约束力弱，管理力度弱。在目标管理责任制下，目标、指标按科室划分，门诊部主任对医生没有经济管理权，对门诊投诉和门诊脱岗、空岗没有制约能力和手段。这种管理形式的优点是门诊和病房联络紧密，医生可以在门诊和病房之间调剂，也有助于及时了解病房的床位信息，有利于安排患者住院。

2.门诊部统一归口管理形式

凡在门诊部工作的医、技、护、工勤等各类人员无论从哪个部门和科室派出，在业务组织管理和考勤考绩方面都由门诊部负责，并要求各部门和科室派出参加门诊工作的医护人员做到相对稳定，不得随便调动。

3.双重管理形式

门诊工作人员包括医、技、护人员及后勤人员、财务人员等，接受门诊部主任和所在科室主任的双重领导。门诊部设主任、护士长各 1 名，主任主要负责检查、督促、联系、组织、协调工作，处理日常门诊工作和应急事件。医护人员的安排主要由各临床科室派出。护士长总管门诊护理工作，督促检查门诊护理质量，协助主任做好各种协调工作，使得门诊部对门诊医生有了人权和财权，增加了门诊部的管理力度，大大增加了对不合格处方、门诊投诉、门诊出勤率的约束，使门诊服务更规范，有利于提高门诊服务质量。

三、门诊管理的基本内容

门诊医疗工作的特点和性质决定了对其管理时，管理内容既要注重完成门诊诊疗日常工作的管理，又要注重门诊就诊环境管理和门诊制度建设的管理，主要包括以下方面。

（一）门诊环境布设

门诊的诊室布局设计，要本着"方便患者"的原则，根据医院的建筑形式和科室特点合理安排，减少患者逆流次数。让患者对不同科室的位置一目了然，减少患者在不同诊室或门诊收费处的中间环节，节约就诊时间。

门诊环境布设要宽阔、明亮、整洁、肃静，有必备的公共卫生设施，如痰盂、废物桶、洗手池和饮水处等；门诊入口处或门诊大厅应设有门诊布局示意图和咨询台或导医台，有鲜明路标和各种指示标志；科室门上设有标牌。

（二）门诊就诊流程管理

门诊服务环节中，医患之间的各个作用点连接起来形成了门诊服务流程。把这个流程中能产生的各个作用点连接起来，形成一条价值链。完善的门诊流程管理要求患者在就诊过程中沿价值链顺畅地单向移动，缩短各种停顿和重复，尽可能避免无效甚至损害系统价值的环节和现象，取得成本和时间的优势。沿着门诊服务流程的箭头方向进行，应该是一个服务价值的增值过程。如果出现逆向流动，说明前面的服务过程没有完成，是时间、人力、物力等各种资源的浪费。

在门诊一系列的服务环节中，就诊是门诊服务的核心环节，诊前、诊后的各个环节在一起构成了门诊服务的全过程。门诊流程管理是要关注全过程的各个环节，主要关注两个问题。

1.减少门诊流程逆流

一些患者在门诊服务过程中，会遇到一些重复某个环节的情况，即门诊环节存在逆流。例如，患者完成就诊流程，到药房划价缴费时发现药房已经没有处方上的药品，需要医生重新换药，或者是处方药品的计量、包装与药房不符需要医生更改等问题。这些都会造成患者逆流，耗费成本与时间。

2.减少门诊环节等待时间

任何一个环节都需要等待，患者占用医院的时间和设施，缺少直接的效益，还会使患者出现情绪焦躁、交叉感染等副效益。让患者通过自己的不断询问来了解就诊的进展，增加了患者对时间的不把握感觉，加重了患者等待的焦虑。各环节等候的时间越长，患者的心理压力越大，对医院的负面作用越大。

（三）门诊人员管理

门诊人员的服务态度、服务能力决定着门诊服务的质量水平。影响门诊服务水平的人员素质包括人员的医疗专业素质，如患者急救、制定诊疗方案等，也包括人员的人文素质，门诊人员与患者的沟通技巧、沟通礼仪、服务态度等。为保证门诊人员能够为患者提供优质的服务，医院应对工作人员进行系统培训，使工作人员掌握正确的工作流程和工作技巧，还应根据工作内容制定相应的考核指标。

（四）门诊工作各项规章制度

1.建立检诊分诊制度

早期发现传染性疾病、早期隔离；预先确定就诊专科，减少转诊、转科的麻烦；对重症患者可立即转到急诊室，保证抢救时间。门诊分诊工作应指派临床经验比较丰富的护士来承担。

2.严格执行首诊医生负责制

凡接诊的危急重患者必须负责到底，防止互相推诿拖拉现象，确系他科疾病，主动请相关科室会诊后转科。转诊时，原接诊医师应把转诊目的、要求详细记载在转诊单或病历上，必要时随患者前往，共同协商讨论诊断治疗意见。

第三节　医院急诊管理

急诊急救在日常医疗实践中占有极其主要的地位，不仅涉及医院内急救，还涉及院前急救，如何把急救医疗措施迅速送到事故现场的危重患者身边，经过初步急救处理，再把患者安全地转送到医院内进一步救治，这是国内外医学界关心的问题。许多国家建立了急诊医疗服务体系（EMSS），近年来，我国各大中城市整合医疗资源，运用法律、行政手段纠正医疗急救的无序状态，普遍建立了以"120"急救指挥中心、院前急救站、医院急诊科为体系的医疗急救服务网络。以湖北省为例，大部分地级城市设立了专用急救服务电话"120"，24小时开通，并与"110""119""122"全市联动，根据区域划分确定每个区的院前急救站，服从"120"指挥中心的指挥和调度，在各自区域内开展院前医疗急救服务。对重大伤亡事件，建立"急救绿色通道"。EMSS从无到有，正逐步得到加强和完善。

一、急诊的概念及特点

（一）急诊的概念

急诊是对病情紧急、可能危及生命健康的患者实施救治和抢救，提供全面、紧急和便捷的医疗服务，以尽最大努力减少或避免死亡和伤残发生的医疗处置。急诊室（科）是对急诊患者提供专业急救诊疗服务的临床科室，保障急诊患者能在最快的时间内得到专业科学的救治。

（二）急诊的特点

1.使患者得到最大的健康收益

在患者发病或遭受意外创伤之初，可以在较短时间内得到初步及时处理，防止病情加重，增加挽救生命的机会，减少病死率和伤残率，使患者获得最大的健康效益。

2.有效利用医疗资源

有效的医疗资源应该优先用到最需要的患者身上。在急救医疗服务体系中，通过各种方式使急危重症患者享有诊断治疗的优先权，以保证有效的医疗资源实现最大的人群健康效益。

3.急救医疗服务时间性强

急救患者都是急诊、重症患者，急诊工作必须高速度、高效率。对医务人员的体力和脑力要求高；而且急救工作责任重大，社会影响大。

4.急救系统要有严密的指挥

急救服务需要对患者的危急重症做出快速反应，必须有一套高效的指挥调度系统，实现医务人员与患者、设备的指挥和安排，使各个环节在最短的时间内组织起来。急救医疗服务系统工作的效率往往取决于指挥调度的效率。

5.以对症处理为主

急救医疗工作趋向标准化、程序化，主要针对危及生命的症状、体征做对症处理，医务人员提供的是生命支持疗法，不是针对一个疾病的完整治疗过程。

6.急救医疗服务的系统化、社会化

院前急救医疗服务相比其他医疗服务活动更具有社会化的倾向，常涉及交通、治安等部门。急救系统的社会化、抢救技术的普及、现场急救的全民化已经成为未来院前急救的发展方向。我国很多地区也积极推广在社会人群中的急救技术，特别是针对一些重点行业从业人员的培训，如对警察、出租车司机、公交乘务人员、酒店或商场的服务人员等。

二、急诊医疗服务体系

（一）急诊医疗服务体系的基本概念

急诊医疗服务体系（EMSS）包括院前急救、医院急诊室急救和重症监护 3 个彼此独立又相互联系的部分。

1.院前急救

也称首援，是指由急救中心（站）和承担院前医疗急救任务的网络医院按照统一指挥调度原则，在患者抵达医疗机构救治前，在医疗机构外开展的现场抢救与转运途中紧急救治的以管护为主的医疗活动。院前急救系统不仅承担居民的日常急性病的现场救治，而且承担各种意外伤害、灾害事故，以及各种重大活动的现场医疗急救任务。

2.院内急救

在医院急诊科内对处于急危重症的患者进行的医疗抢救，是通常所说的急诊。

3.危重症救治

也称重症监护、重症治疗、重症护理、加强监护（ICU）。

（二）院前急救

院前急救的时间最短，但却是决定危重患者抢救能否取得成功的关键。院前急救在 EMSS 中占有最为重要的地位，反映出国家、社会对重大伤害疾病的应急能力及公民的品格水平。

国家卫生计生委于 2014 年 2 月施行了《院前医疗急救管理办法》。在该管理办法中，国家卫生计生委明确院前急救是由政府主办的公益性事业，是社会保障体系的重要组成部分，关系到人民群众的生命安全，属于基本公共卫生服务。

1.院前急救的主要内容

（1）现场急救

现场急救包括在家庭、工厂、农村、街道及交通事故现场等所有出事地点对患者的初步救护，这是我国当前医疗救护中最为薄弱的环节，其关键问题是要大力进行急救知识的普及训练。

（2）搬运

经过初步现场处理后，必须把伤病员及时转送到合适的医院进行进一步急救处理。在转送过程中，搬运做得及时、正确不仅可减少患者的痛苦，还有利于防止造成新的损伤而导致患者残疾或死亡。

（3）监护运送

现代急救医学改变过去认为运送急诊患者是交通运输部门或医务人员的事，而把医疗急救运送看作是院前急救的重要组成部分。

2.院前急救

院前急救在急诊医疗过程中影响非常大，但由于医疗服务设施、宣传力度及卫生条件等原因，我国的院前急救存在许多问题。

（1）急诊、急救网络不全。

（2）呼救反应时间较长，抢救半径过大。

（3）急诊科条件差，设备不完善。很多地方"120"救护车仅仅是一个运输工具，相当部分医院用于急救的救护车状态不良，抢救器械陈旧或不全，无通信设备。急诊科缺乏专业的急救人员。

（4）宣传不够，公众对急诊医学服务体系及急救常识所知甚少。

三、急诊科的工作要求与任务

（一）医院急诊科的工作要求

（1）医院急诊室应与院前急救中心（站）建立密切联系。

（2）建立行之有效的呼叫及应召的急救组织系统，以保障在救治疑难危重病例、重大意外伤亡及事故或大规模抢救的情况下，及时调度医务人员，调拨急救物品，组织各科协作，共同完成急救任务。

（3）急诊诊疗工作应规范化、制度化、程序化，井然有序、忙而不乱。

（4）急救患者常涉及交通、治安等法律事宜，应及时与保卫、公安部门取得联系，对无亲属或单位人员护送者，应及时向医院有关部门报告，并尽快设法通知患者单位或亲属。

（5）备齐必要的急救设备及药品，保障抢救中使用顺利、完好、齐全。

（二）医院急诊科的任务

1.做好急诊科的抢救工作

对危及生命的患者，组织人力物力进行抢救，对不影响生命而病情紧急的患者给予及时的诊断和处理。

2.做好急诊医疗业务的培养工作

提高急诊医疗质量，关键在于培养一支有较高水平专业知识和丰富临床经验的、具有应急能力的医疗技术队伍。急诊科应负责对各类急诊、急救医护人员进行业务培训，并承担医学院校医学生的急诊医学教学工作，把急诊科办成培养急诊专业人才的基地，使他们熟练掌握基本生命支持和进一步生命支持技术，成为急诊医疗工作中一支强有力的队伍。

（1）培养急诊临床各科轮转的医师。

（2）培养急诊专业护士。

（3）培养急诊医学专业医师，主要来源于住院医师，或应届毕业的医师（但要送到有关科室轮训两年）。

3.开展急救医学的研究工作

要不断总结临床经验，注意动态观察，重视资料的收集和积累。有条件的医院急诊室，可建立急救医学研究室、实验室，从理论上、实践上、实验医学上开展急救医学的研究工作，为发展我国的急救医学事业做出贡献。

（1）开展有关急性病的发病机制、早期诊断技术和早期有效治疗的研究。

（2）重点开展复苏术、休克、急性器官功能衰竭的研究工作，可以与其他有关科室合作研究。

4.做好特殊情况下的急救工作

综合医院的急诊科除完成平时急救任务外，要为战时、自然灾害事故和临床紧急任务做好急诊抢救准备工作。这就要求在人员、设备、药品、器材等配备上，都能考虑到各种紧急情况的需要。

四、急诊科室的领导体制和设置

（一）急诊科室的领导体制

1.急诊科组织领导形式

一种是把急诊工作作为医院门诊的一部分，在门诊部内设急救室，属于门诊部管理。急诊室的管理由门诊部主任主管，医院成立急诊领导小组，由医务处、门诊部、急诊室护士长、各临床科室主任组成。另一种是与门诊部并列的急诊科或急救中心急诊科，管理体制是院长领导下的科主任负责制，主任通常由具有较高急诊医疗业务能力和一定管理能力的专业人员担任。

2.急诊指挥系统

为高效率、高质量地完成急诊抢救与常规业务，要建立和健全医院的急诊指挥组织系统。本系统由主管院长、急诊科主任、护士长和各临床科室主管急诊工作的科主任及住院医师组成。

（二）急诊科室的设置

目前，我国县以上综合医院绝大多数设有急诊科（室），一些省市级医院扩建为急救中心。急诊科一般设有诊疗室、抢救室、治疗室、手术室、观察室，其他科室（如药房、化验放射科、挂号室、收费处等）由有关科室值班人员配合工作，形成一个独立单元。

1.急诊室

分设内科、外科、妇产科、儿科、五官科等专科诊室，有条件的医院还可以增设神经内科、神经外科、创伤科等急诊室，由各专科急诊医师值班。规模较小的医院，设综合急诊室，不分专科或以内、外两大科为主设急诊室。

2.抢救复苏室

抢救复苏室应宽敞、明亮、患者来去方便、可供推车接送患者，并设置抢救床1～3张，由专职急诊医师或专科医护人员抢救。抢救成功后进行分科或处理。抢救室的抢救药品、器械应齐全，实行定位、定数、定量，做到及时补充，随时可以使用。

3.急诊手术室

有条件的急诊室应设手术室，备有手术床、无影灯、麻醉剂、吸引器及随时可供手术用的大型手术包。做到外科有急救手术处理能力，以争取时间抢救患者生命。

4.急诊监护室

配备心电监护仪、除颤起搏器、人工呼吸机等人工复苏系统的监护设备。对心血管意外、呼吸衰竭和经抢救后复苏的患者进行监护。设有监护床，配有专职医师、护士值班，做到急诊患者集中，各种急救治疗设备、医护力量集中，有利于提高危重患者的医疗质量和抢救成功率。

5.急诊特检室

为了减少患者由于搬动而发生意外，就地对急诊疑难危重患者做特殊检查，如床边 X 线检查、超声波检查等。

6.观察室

观察室可按医院病床的 2%设置，制定观察的范围、观察的条件、观察的要求等，由专职医务人员与各科值班医师密切配合，进行观察和治疗。

7.中心护士站

是急诊监测患者、护理治疗的中心。

五、急诊工作的规范管理

急诊工作由于时间性比较强、随机性比较大、病种涉及面比较广、任务责任大、医疗纠纷多等特点，其管理工作必须规范，主要是建立完善的管理制度和措施。

1.急诊病历制度

凡来急诊室（科）就诊的患者一律要有完整的急诊病历，根据病情需要随时记载详细的诊断、治疗和抢救经过，并具体到分钟。因急诊抢救未能及时书写病历的，有关医务人员应当在抢救结束后 6 小时内据实补记，书写时应注意区分记录时间与抢救时间。

2.严格急诊交接班制度

急诊值班必须 24 小时不间断，上下班人员必须进行面对面的交接患者，记录抢救经过，交接各种抢救药品器材，建立交接班簿或必要手续。

3.规范急诊抢救流程，提高有效抢救率

制定各种危重症的抢救程序，急诊诊疗工作应规范化、制度化、程序化，井然有序，忙而不乱。

4.建立留诊观察和隔离观察制度

明确留诊和隔离观察的对象、观察的时间、诊疗程序及有关防止交叉感染的措施等，详细填写留院观察期间病情记录，留院观察时间一般不超过24小时，但病情危重不宜移动者要等病情稳定后方可入院。

5.建立严格抢救药品、抢救设备管理制度

定期检查抢救药品是否齐全、数量是否充足，抢救设备是否处于完好备用状态，是否存放在固定位置，仪器、药品是否有严格的交接班制度。

六、急诊抢救装备

急诊抢救用的基本装备和药品必须优先保证，现代急诊常备器械、仪器和药品简要介绍如下。

1.救护车

救护车上的急救设施应包括氧气输入、复苏、辅助呼吸、除颤、担架、骨折固定器械、产妇器械、照明设备及各类急救、护理器具，包括便盆、呕吐袋都应备全，并且要建立严格的逐日清点和检查制度。

2.抢救室

抢救室应装备能够有效抢救严重心肺功能衰竭所必需的仪器和药品器材。主要设备有气管切开及气管插管器械、麻醉机、动静脉输血器械、止血切开器械、自动洗胃和灌肠装置、心脏除颤起搏装置、自动人工呼吸装置、供氧和吸引装置等。

常备急救药品大致有如下几类：中枢神经兴奋剂，镇静剂，镇痛剂，抗休克、抗心力衰竭、抗心律失常、抗过敏药，各种止血、抗凝血药，急救用的激素，生物制品，解毒类药，纠正水电解质紊乱及酸碱平衡类药，以及救护时急需用的各种液体。

第四节　医院住院管理

住院诊疗是指患者经由门（急）诊诊疗后，由于病情复杂或者情况危重，需要收入病房进行进一步的检查和系统诊治的治疗过程。

住院诊疗管理是指对住院患者诊断和治疗过程的组织、控制和协调等系统的管理，其核心是病房管理。住院诊疗体现的是医院的整体技术力量和服务水平，是医院组成的重要部分。病区是患者接受诊疗的场所，是医院全面开展医疗、教学、科研工作的基地，是保证医疗质量的中心环节。

一、病区设置及其管理体制

（一）病区设置

病区（也称病房）是住院治疗的业务单元，每个病区是一个独立的诊疗单元，由若干个病室和病床组成，以医护人员为主体，在医院各部门、各系统共同配合下，对患者进行诊治、护理及各项医学服务工作的综合性业务单元。不同级别的医院，其病房建筑结构、设备设施及人员数量要求不同。根据原卫生部《医疗机构基本标准（试行）》规定：一级医院每床建筑面积不少于 45 平方米，每床至少配备 0.7 名卫生技术人员，病房要具备心电图机等基本设备，每床单元必备设施应达到规定要求。二级医院每床建筑面积不少于 45 平方米，病房每床净使用面积不少于 5 平方米，每床至少配备 0.88 名卫生技术人员，每床至少配备 0.4 名护士，病房基本设备与每床单元设备要达到相应要求。三级医院每床建筑面积不少于 60 平方米，病房每床净使用面积不少于 6 平方米，每床至少配备 1.03 名卫生技术人员，每床至少配备 0.4 名护士。

（二）病房管理组织人员配备

每个病区设主任、护士长各 1 名，副主任 1~2 名，住院总医师 1 名，教学医院一般配备 1 名教学秘书。医生按照专业设几个医疗小组，每个小组均体现三级医师的技术梯队。

1.科主任

病房的主要管理角色。医院实行院、科两级管理制度。科主任具体负责本科室的业务和行政事务管理。科主任管理权限的大小在于院级规章制度的约束程度。院级规章制度越严格，科主任的操作空间越小，科室之间的差别就越小。

2.住院总医师

即总住院值班医生。协助科主任安排调度科室内部人员和患者、病床。

3.护士长

病房的另一个主要管理角色。主要管理病房所有的护理工作及护理人员的安排调度。除此之外，一些科室的护士长还负责科室的收支台账的记录、科室消耗品的管理等。

4.医务处

是医院范围内协调科室关系、医患关系的院级管理部门。医务处对临床科室进行业务上的行政管理，是医疗活动的组织者。

5.住院部

是医院范围内掌握医院服务资源与服务量、服务潜力的部门，一般归医务处管理，是医务处管理住院事务的下设机构。

目前我国病区管理以科主任负责制为主，护士长负责病区护理并协助行政工作。随着医学专业的不断细分和协作性越来越强，有些医院设大内科、大外科等大科主任，负责各相关病区行政、业务工作的协调，他们既是强有力的管理者，又是医院的医学权威。

（三）住院诊疗组织体系

住院诊疗组织体系是指对入院患者实施诊疗活动、发挥诊疗功能的组织体系，目前我国综合性医院住院诊疗组织通常由三部分构成一个完整的运行系统。

1.联络组织

设住院部，负责门诊、急诊与住院诊疗的联系，办理患者出院、入院，安排调整床位，住院经济核算，协调解决住院中遇到的各项事务问题。

2.中心组织

由接纳患者住院并直接从事诊疗活动的病房组织及与诊疗活动直接相关的医疗技术科室组成。病房组织是诊疗组织的基层单位，处于运行系统的中心地位。病房诊疗单元，直接接受科主任和科护士长领导。一个单元内设病床30～40张，分成若干诊疗小组由固定的医师负责一定床位患者。诊疗单元中由住院医师、主治医师、主任医师按比例组成三级结构，实施负责制，并配置相应的护理人员，成为组织的核心。

3.支持组织

为住院诊疗活动正常进行提供药品、器械、设备、后勤生活供应等部门单位。

二、住院诊疗管理的工作特点

（一）住院诊疗管理是医疗管理的核心

病房是医院实施诊疗工作的主要场所，不仅为住院患者提供诊疗服务，而且为门、急诊工作提供坚实的后盾。患者诊治效果、医院技术水平和医疗质量的高低、医院的经营和社会信任度主要源于住院诊疗管理。有效的住院诊疗管理可提高服务工作效率和医疗技术水平，合理使用医疗资源，因此住院诊疗管理水平是医院服务质量的一项重要标志。

（二）住院诊疗以三级医师技术结构为核心

我国医院实行三级医师制，由主任（副主任）医师（三级）、主治医师（二级）、住院医师（一级）组成。实行总住院医师制的医院，从住院医师中分出总住院医师，负责教学、医疗等业务管理工作。住院医师是诊疗患者的直接实施责任者，担负日常的诊疗工作，拟订诊疗计划，下达医嘱，书写患者诊疗记录，具体实施诊疗技术，按要求完成基础诊疗任务。他们约占医师总数的50%～60%，对医疗效果和医疗质量的提高起很大作用，应重视对他们的培养，加强"三基"考核，定期检查，帮助他们尽快成才。主治医师是诊疗患者的责任者、日常诊疗中的决策者和住院医师的直接指导者，负责审定诊疗计划，决定医嘱，解决诊疗中的疑难问题，安排值班和技术操作（包括手术）实施者，指导住院医师，他们占医师总数的20%～30%，是诊疗工作的骨干，是保证医疗质量的关键。主任（副主任）医师是诊疗组织中的指导者、疑难重症诊疗的责任者，是本科（专业）的学术带头人，指导主治医师、住院医师，解决并决定急重难病症的诊疗问题，开展新的医疗技术、新的医疗项目和科研工作，他们占医师总数的10%～20%。在医疗工作中，三级医师是自上而下逐级指导、自下而上逐级服从的关系，并以检查、诊断、查房、会诊、病历讨论、医疗文书书写等业务活动相互联络、协同，组成紧密的工作网络，完成诊疗工作。

（三）住院诊疗管理涉及多学科、多部门协作

患者在病区接受诊疗涉及收费、查房、会诊、手术、取药、检查等诸多环节和内容，这需要通过住院管理来协调临床、医技各科室的业务工作，同时搞好设备、维修、环境美化等后勤供应，各部门各学科间要紧密配合，发挥医院整体医疗功能，使患者得到及时、有效、合理的诊疗服务。

（四）住院诊疗是临床实践和开展临床科研的重要场所

医学水平、医疗质量的提高永远离不开患者的奉献，住院诊疗工作为医学生提供临床实习场所，为进修医生提供学习深造的机会场所，同时也是医务人员提高技术水平的载体。临床科研成果主要通过住院诊疗来取得，而且也只有通过开展临床科研工作才能保证住院诊疗工作的质量和促进病房工作管理水平的提高。

三、住院管理的任务

住院流程：持住院通知单缴费入院→确定病床→病房各级医师查房→接受各种检查→明确诊断→接受医师制定的诊疗方案→好转或治愈→出院。

（一）住院流程管理

第一步：患者进入病房后，值班护士应主动热情地迎接患者，根据门诊、急诊医师的初步诊断意见，迅速安置好病床，简单询问，检查体温、脉搏、呼吸、血压、体重等，填写病历床头牌，向患者介绍住院规则、病房生活制度和病房环境等有关事项，随后通知分管医师或值班医师接诊。如是危重患者，应立即通知分管医师做紧急处置。

第二步：经治医师根据门诊医师的臆向诊断，采集病史，进行体格检查，得出初步诊断，提出护理级别、膳食特点，开出长期和临时医嘱，根据臆向诊断填写必要的检查申请单等，并由主治医师和主任医师做必要的审核和补充。

第三步：理化检查。必要的理化检查及专科特殊项目检查是明确诊断的重要依据，检查可进一步明确病变部位、范围大小、病变性质及所导致的生理病理改变，要根据患者的病情合理检查。

第四步：明确诊断，提出治疗方案。根据患者的主诉症状、临床客观体征及各种检查结果，医师要做出临床诊断，制定相应的治疗方案，如用药、治疗或手术等，并向患者或家属交代病情，特殊治疗、特殊用药需先征求患者或家属的同意，签字认可。

第五步：出院。向患者交代出院后注意事项、病情转归等。

（二）查房

查房是病房最基本、最重要的医疗活动，是提高医疗质量的重要环节，必须严格执行三级医师查房制度。查房的目的在于及时观察患者病情变化，进一步明确诊断，制定合理的治疗方案和观察治疗效果，检查医疗护理工作完成的情况和质量，发现问题及时纠正，还可结合临床医疗护理实践进行教学活动，培养卫生技术人才。查房的方式包括晨间查房、午后查房、夜间查房、急危重患者查房、教学查房和院长查房。

1.晨间查房

分为住院医师、主治医师、主任医师查房。住院医师对所分管的患者每天至少查房 1 次，主治医师、主任医师每周定期查房，对所分管病房的新入院患者、急危重患者及诊断不明确、治疗效果不好的患者重点查房。主治医师每周查房 2～3 次，主任医师每周至少查房 1 次。

2.午后查房

主要是住院医师对自己所分管的患者进行重点巡视，观察重、危、疑难、发烧、待查、新入院及手术后患者的病情变化，检查当天医嘱执行情况及疗效，同时做好对夜班医师交代危重患者需要观察治疗的准备。

3.夜间查房

是夜班医师对一般患者的夜间巡诊，以及对相对重危患者所进行的连续诊查工作，遇有病情急性变化随时采取紧急措施，重大疑难患者还要请示上级医师（或住院总医师）共同会诊，研究诊治意见。夜间所进行的诊疗工作都要做好病历记录和交班。如实行 14 小时住院医师负责制，可由经治医师本人查房。

4.急危重患者查房

可根据病情需要，每日内进行数次。

5.教学查房

对实习生、进修医生、低年资住院医师、护士可专门安排教学为主的查房，选择诊断明确的典型病例，便于医护人员学到更多的知识。

6.院长查房

每月安排 1 次院长查房，重点解决病房行政管理和业务发展等问题，排除医疗隐患。

（三）会诊

会诊是发挥医院各学科优势，发挥医务人员集体智慧，重点解决疑难、危重患者和特殊医疗对象的诊断和治疗的一种重要方法和有效形式。会诊的方式包括科内会诊、科间会诊、全院会诊、院外会诊、急诊会诊。

1.科内会诊

对本科内较疑难的病例或有教学意义的病例，可由经治医师或主治医师提出，主任医师或主治医师召集本科有关医务人员会诊讨论。科内会诊，一般由经治医师报告病历，分析诊断、治疗意见，参加人员广泛讨论，通过科内会诊可进一步明确诊断和治疗意见，锻炼培养卫生技术人员的医疗实践能力，还可对各级卫生技术人员进行平时的业务技术考核。

2.科间会诊

凡住院患者因病情需要同其他科共同研究的病例，可由经治医师提出会诊要求；填好会诊申请单，做出病情小结，提出会诊目的，经本科上级医师同意，送往他科有关医师。会诊医师应根据病情需要安排前来会诊的时间，但一般要在 24 小时内完成并认真写好会诊记录，如遇自己解决不了的疑难病例，应及时请本科上级医师前往会诊，不可推诿患者，延误会诊时间。如患者需进行专科特殊检查，经治医师（士）应亲自参加协同检查。一般会诊，经治医师也应陪同进行，以便随时介绍病情，共同研究讨论。

3.全院会诊

凡需院内几个科共同讨论会诊研究的病例，可由申请科主任医师提出，经医务科同意，确定会诊时间，通知有关科室人员参加。非紧急情况，一般应提前2～3天将会诊病例的病情摘要发给参加会诊的人员。参加会诊的人员亦应根据会诊目的要求，做好充分准备。全院会诊一般由医务科主持，特殊情况由院长主持，管床主治医师报告病情，经治医师做好会诊讨论记录，并认真执行确定的治疗方案。

4.院外会诊

本院会诊不能解决的疑难病例由主任医师提出，经医务科报请院长同意，并与有关医院联系，确定会诊专家和会诊时间。会诊时由申请科主任医师主持，主治医师报告病情，经治医师做好会诊记录，院长和医务科参加。

5.急诊会诊

凡患者病情发生急剧变化需要本科或他科会诊时，经治医师可申请紧急会诊，并在会诊申请单上注明"急"字。特别紧急的情况可用电话邀请。应邀医师应随请随到，如本人当时不能前往，可商派相应医师。紧急会诊时，申请医师必须在场，配合会诊抢救工作的进行。

（四）病例讨论

病例讨论是诊疗管理的一项重要制度。病例讨论可分为疑难病例讨论、术前病例讨论、出院病例讨论、死亡病例讨论，这些病例讨论均称为临床病例讨论。临床病例讨论是根据临床医疗或教学的需要所进行的系统性理论研究活动，可定期或不定期召开，亦可一个科或多科联合举行。上述各种讨论会的目的要求有所不同，讨论的方式、内容和参加人员对象亦不同。如术前术后的病例讨论，应邀请麻醉科、药剂科、手术室、病理科、检验科、护士等人员参加，特殊手术亦可请有关医务人员参加。死亡病例讨论会，除本科医务人员外，还请相关医技科室人员参加。临床病理讨论会，病理科的人员必须做好病理材料的准备，结合临床讨论，提出病理解剖的诊断分析意见。

（五）医嘱与检查治疗

病房诊疗工作通常是以医嘱形式来实现的。医嘱是医师在医疗活动中下达的医学指令，无论何种治疗方法都必须按医嘱执行。因此，必须认真执行医嘱制度。医嘱内容及起始、停止时间应当由医师书写，医嘱内容应当准确、清楚，每项医嘱只包含一个内容，并注明下达时间，具体到分钟，医嘱不得涂改，需取消时，用红色墨水标注"取消"字样并签名。一般情况下，医师不得下达口头医嘱，因抢救急危患者需要下达口头医嘱时，护士应当复诵一遍，抢救结束后，医师应当即刻据实补记医嘱。医嘱分为长期医嘱和临时医嘱。

临床治疗的范围较广，主要包括药物治疗、手术治疗、物理治疗、放射治疗等，通常由医师和护士分工，协同进行。各种检查要事先向患者交代清楚，争取患者的理解和配合。对重要脏器进行穿刺、活检、造影等，应严格掌握指征，严格遵守操作规程。要根据病情制定出长期的或临时的治疗方案，在治疗中还要结合病情变化对原治疗方案进行必要的修改和完善。治疗方案包括的范围很多，如服药、注射、手术、穿刺、理疗、放疗、护理、营养等。随着现代医学科学的发展，治疗疾病的方法已不能仅注重药物、手术等手段，还必须重视患者的精神、饮食、环境、消毒隔离、生活料理、体育锻炼等多方面的环节。

（六）病历书写

病历是指医务人员在医疗活动过程中形成的文字、符号、图表、影像、切片等资料的总和，包括门（急）诊病历和住院病历，是记录对患者进行诊断、治疗等一系列医疗活动的文件。病历既关系到患者的诊断、治疗和预后判断，也是医学教学、科研及预防保健的重要资料，同时还是处理医疗纠纷的重要依据。2002 年 9 月 1 日，《医疗事故处理条例》开始实施，原卫生部颁布了主要配套文件《病历书写基本规范》，法律意识逐步深入到医疗活动中，病历书写的法律地位不断得到重视。病历书写对诊疗质量具有重要意义，因为完整的病历是临床医师对诊疗工作的全面记录和总结，因此，它是保证正确诊断和制定合理的治疗和预防措施的重要依据，是进行教学和科研工作的基本资料，也是医院信息管理员重要的、最基本的资料。

对病历书写的基本要求是真实、完整，文字精练，字迹清晰，科学性强，表达准确，标点符号运用正确，层次分明，重点突出，关键性情节因果关系交代清楚，及时完成，计量单位标准。

（七）交接班与值班

一般情况的患者上下班人员要当面交接，有特殊情况的患者或急危重患者，要进行床边交接。晨间交接班是医护人员交流诊疗信息、保持诊疗环节连续性所进行的医务组织形式。由病房负责人主持，全体人员参加，通常由值班医护人员报告患者流动情况，重危、手术、接受特殊检查病例的病情变化及值班时间内患者的情况。对需要立即解决的问题当场决定。每周利用晨会传达上级指示，晨会应有记录，时间一般不超过 30 分钟。

设立值班制度是必不可少的。在夜间、节假日及集体学习、劳动或会议等时间，应设值班医护人员，履行巡视病房，完成新入院患者的接诊、危重患者的医疗诊治任务及急诊会诊和急诊手术等。遇到重大问题及复杂疑难问题应及时向上级医师或主管部门负责人请求报告，并写好病历及病程记录。值班人员应严守工作岗位，不串岗、不脱岗。

（八）病房管理

加强病房管理的目的是给患者创造一个安静、整洁、舒适的环境。因此，病房医务人员和患者都要做到走路轻、说话轻、开关门窗轻、操作轻。室内物品和床位等要摆放整齐、固定位置，墙壁不要随便悬挂、粘贴标语和宣传画。医务人员必须衣帽整洁，操作时佩戴口罩，患者应穿医院统一的服装、使用医院的被褥。患者要自觉遵守住院规则及陪护和探视制度。随着现代化医院的建设，病房应逐步装设为患者生活和某些诊疗环节服务的自动化和机械化设备。

（九）患者出院、转院或死亡

患者出院应由经治医师根据病情提出，主治医师或主任医师同意，方可办理出院手续。经治医师应向患者宣传出院后的预防保健知识，进行必要的生活指导。医务人员在患者出院前应主动听取患者对医院工作的意见，出院时热情欢送。

患者需转院诊治时，要严格按上级卫生行政机构的有关规定办理手续，并征得转入医院同意后再行转院。患者转院时，如预计途中有可能病情加重或有死亡危险者，待病情稳定后再行转院。一般较重的患者转院时，应做好预防措施，由专门人员护送。对转出的患者应建立随访联系，了解诊断、治疗情况。

患者的死亡必须经过抢救医师的确定，经治医师要在 24 小时内完成死亡病历，准确记录抢救的详细经过和死亡的主要症状和表现、死亡时间、参加抢救的人员等，及时填写好死亡通知三联单，送交医务科、出入院管理处和亲属各一份。凡死亡病例，均应召开死亡病例讨论，并争取进行尸体解剖检查，提高医学技术水平。

（十）随访工作

对出院患者进行随访工作，可以连续观察所诊治患者的远期效果和疾病转归情况，同时对患者进行必要的保健指导，这对医学科学研究和提高医疗质量都有重要意义。随访方式和时间应根据病种和科研要求而定，如肿瘤患者，刚开始可定每 1 个月或 3 个月随访 1 次，半年后可每 3 个月或半年随访 1 次，在随访中发现病情变化应给予诊治。

第五节　医院医技科室管理

医技科室是医院的重要组成部分，它的设置规模大小和技术水平高低直接影响对疾病预防、诊断和治疗的效果，对医学科学研究和教学工作亦具有重要作用。随着科学技术的迅猛发展，医技科室在医院的功能和作用上已经发生了巨大变化，并以其专业种类多、学科跨度大、工作范围广、技术更新快和投入产出多为特点，直接影响医院的整体水平和技术进步。因此，作为医院领导和职能部门，要充分认识医技科室的地位、作用及发展潜力，要重视和加强对医技科室的管理。

一、医技科室的发展现状

大量现代化的高、精、尖医疗设备（如 CT、MRI、PET、SPECT、伽玛刀、DSA 等）相继应用于临床，极大地提高了医院的诊断、治疗和教学科研水平。人们对疾病和人体的认识，在层次上已从整体、细胞水平深入到分子、亚分子水平，诊断上已从模糊、臆断到准确定位、定性及定量，技术效应趋向快速、准确、超微量和无损伤，技术操作趋向程序化、数据处理自动化、稳定性和重复性好，仪器设备已从单纯的检查趋向诊断、治疗的整合。随着现代医疗仪器设备的应用，医技科室的知识结构和人才结构也发生了明显的改变。从人才知识结构来讲，仅仅有临床医学、预防医学、护理学的技术人才，已经满足不了医院发展的技术要求，必须吸收大量的工程技术、计算机等方面人才，才能保证医技科室工作的顺利开展。

现代医技科室工作与临床一样，趋向高度分工和高度合作。一方面分工日益精细，趋向高度专业化；另一方面，技术合作程度要求高，管理中心化。现代医院经常根据技术实力，将各种检查、诊断、治疗设置形成一个中心，称之为中心诊疗部。这种诊疗中心有利于集中人力和物力，适应医疗技术发展的需要，便于医疗、教学科研工作的开展，方便患者就诊，提高诊治能力。日本在 20 世纪 60 年代就开始采用中央集中化及专业化的组织形式，将分散在各科的实验集中为中央临床检查部。我国城市医院虽然也有实验室和检验科，但不少特殊检验和先进仪器仍然分散在临床科室的小实验室里，未充分发挥其作用。

二、医技科室的编设及管理体制

医技科室的设置应考虑医院的规模、医院开展的业务范围、医学科学技术发展需要、医院技术力量和装备条件、专业特点等因素。目前，我国各级各类医院医技科室的结构组成、学科专业设置不尽相同，没有固定统一的模式，但大致分为以下四类：一是以临床提供诊断依据为主的科室，如临床检验科、病理科等；二是既能为临床提供诊断依据又能对一些疾病独立完成治疗的科室，如放射科；三是以临床提供治疗手段为主的科室，如康复科、理疗科、针灸科、放疗科、激光科、营养科等；四是以临床提供医疗物质保障为主的科室，如供应室。

目前 500 张床位以上的综合医院设置的医技科室有：检验科、放射科或医学影像中心、药剂科、病理科、麻醉科、手术室、康复理疗科、特检科、供应室等。各医院根据条件设置放射科、血库、腔镜室或腔镜中心、高压氧治疗中心等。其中检验科包括门诊检验和住院检验，有的临床科室设立实验室，住院检验一般包含生化检验室、细胞检验室、微生物检验室、体液检验室、免疫血清检验室、血库等；药剂科包括门诊西药房、门诊中药房、住院药房、西药库、中药库、制剂室、药监室；特检科根据所拥有的仪器设备设置，包括 B 超室、心电图室、电生理检查室、脑电地形图室等；放射科又可根据专业分神经放射、胸部放射、腹部放射、介入放射，或根据仪器分为 X 线、CT、MRI、核医学及介入放射等。

医技科室应按专业划分来组建，实行科主任负责制，下设若干个组长。组建新专业科室，应具备掌握本专业技能的中级以上技术人员和专用仪器设备两个基本条件。医技科室技术人员应由初级、中级、高级卫生技术人员及工程技术人员组成，各级各类技术人员应按专业分工，按相应职级实行岗位责任制，技术人员要定向培训提高，做到专业化。

三、医技科室的工作特点

（一）技术专业化和相对独立性

医技各个科室作为一个构成医院整体的组成部分，其所含的各个科室（如放射、检验、B 超等）专业性强，有各自的特点和工作要求，每一个科室或每一个专业均有各自不同功能的仪器设备，即便是同一专业同一功能的仪器设备，往往也是型号不一、形体各异，工作人员都具备一定的专业特长，相互间不可替代，有其独立性。因此，医院管理者不但要注意整体的共性，而且要考虑各自专业的个性，尤其要重视人才知识结构和专业特长。

（二）面向临床和患者服务的双向性

医院医技科室的工作大多是为各临床诊疗科室提供诊疗依据，帮助临床医师明确诊断，制定合理的治疗方案，也为开展全院的科研和教学服务。临床诊疗越来越依赖各种仪器设备的检查结果，因此，医技科室仪器设备的先进程度、技术人员的专门技术能力、工作质量优劣，是否准确、及时，直接影响着医院全院的医疗、科研、教学工作的效果。医技科室对临床的指导作用是提高医疗技术水平和保证医疗质量的重要方面，现代医院的药剂科已不仅是调剂、供应药品的机构，而且要开展临床药学工作，指导各临床科室合理用药，并建立临床药理实验室，深入参与和指导临床药物治疗。

（三）技术发展既高度综合又高度分化

医学科学技术的飞跃发展和新兴边缘学科的不断出现，使医技科室的发展不断的综合与分化，这种特点有利于各学科形成特色，集中人力和物力完成医疗、教学、科研等任务。

医技科室对医疗仪器设备的依赖程度大，是人机结合的复杂系统，因其工作的特殊性和技术的复杂性，需要有合理（理、工、医复合型）的人才结构才能完成工作。

（四）服务方式从辅助检查职能转向治疗职能

医技科室辅助临床医师明确诊断和治疗的基本职能没有改变，但随着医学科学技术的进步，各种治疗型的仪器设备不断涌现，医院出现了新型组织即各种诊疗中心，这些诊疗中心利用各种先进设备，配备训练有素的技术人员和临床医师，共同完成对患者的治疗工作，如血液透析中心、碎石中心、介入治疗中心等。

（五）业务技术标准化

医技科室的业务活动多数可以单项考核评价其技术效果和经济效果，容易做到技术经济指标数据化。每一个医技科室都面向全院各临床科室和患者，其技术水平的高低和工作质量的优劣，直接影响着全院医疗、教学、科研工作的效果，有些诊断、治疗直接影响患者病情的转归。

（六）仪器设备多，资金投入大，更新周期短

医技科室集中了医院大部分先进仪器设备，投入资金多，并需配备专门的人才及房屋建筑设施。因此，管理者在引进高、精、尖设备时，要进行可行性论证，制定使用计划。医学技术的高度发展使医疗设备的更新周期缩短，管理者要注重投入与产出的效益管理。

四、医技科室管理的基本要求

医技科室管理是一个系统工程，不同的科室有不同的管理特点和要求，就医技科室管理的共性来讲，应建立技术标准，规范操作流程，培训合格的技术人才，严格各项规章制度。

（一）树立面向临床医疗的观点

开展新技术要走在临床的前面，促进临床医疗技术水平的提高。每项检查的技术操作均应认真、细致、及时、准确，每项检查结果均应结合临床做出全面、辩证的综合判断。

（二）加强人才管理，提高技术人员素质

目前我国各大医院医技队伍力量薄弱，应根据不同的专业和发展特点，采取不同的途

径和方式，培养高知识水准、了解临床特点、精通专业技术和擅长科学管理的新一代医技人才。

（三）加强横向联系，协调好与临床科室的关系

要建立临床科主任与医技科主任联席会议制度，采取直接对话的方式研讨问题。要对重点、疑难、危重抢救患者坚持随访制度，跟踪治疗效果，提高医技诊断和临床诊断的符合率。要定期向临床科室发放征求意见书，依据临床提出的问题认真研究，改进工作。要充分利用每月的目标考评，搜集临床信息并及时反馈给医技科室，加强技术管理，促进医疗、教学、科研的发展。

（四）加强学科整合，发挥优势学科群的作用

结合医技科室的特点，遵循学科建设发展的内在规律，加强学科整合，优化资源配置，发挥综合学科的优势。积极组建医学影像中心、医学检验中心和体疗康复中心等优势学科，为解决疑难病例创造条件，更好地服务于患者。

（五）加强卫生防护，防止有害物质损伤

卫生技术人员和患者医技科室大多有自己专用的设备和设置，有可能发生职业病。因此，要加强对特殊仪器设备的管理。操作人员要严格遵守操作规程，防止意外事故的发生。例如，安装防护核元素及放射线损害的装置，对微生物、污染物进行无害化处理等，要严格消毒隔离制度，将普通患者与传染患者分开。

（六）要规范管理，使各种标准科学化、操作流程化

医技科室的卫生技术人员，要熟悉医疗仪器的结构性能和技术操作规程，学会掌握和调节仪器的灵敏度及准确性。要建立严格的仪器管理制度和技术操作规程。

五、医技检查的安全管理

（1）医技科室人员在对患者进行检查时，必须认真阅读申请单，核对患者姓名、性别、年龄、检查部位、项目名称，防止张冠李戴。检查中应密切观察患者，经常询问患者有无不适；若患者出现反应，属正常者应给予解释，以消除其紧张恐惧心理，坚持配合检查；若为不正常者，应立即停止操作，查找原因，以患者安全为第一原则，根据情况决定是否

继续检查，必要时请临床医师共同协商处理。

（2）特殊检查（如造影、特殊功能检查、介入治疗等）应由医生携带急救药品陪同检查。检查中遇到疑难问题，或对检查结果有怀疑时，应及时主动与临床医师联系，共同协商，必要时复查。

（3）妥善保管检查资料，及时归档，严格借阅手续，防止丢失。报告单发送应有登记，病房及门诊的重要检查要有签收手续。

（4）遵守操作规程，认真执行医疗器械管理制度，定期保养、检测，保证安全。

（5）严格质量控制制度。对于菌种、毒种、剧毒试剂，易燃、易爆、强酸、强碱物品要指定专人保管，定期检查。

六、医技科室的质量管理

（1）各医技科室应逐步建立切实可行的单项质量考核指标，如诊断符合率，X 线片与报告符合率，X 线合格片率及废片率，生化、微生物临检等检验项目单项质量控制情况，尸检率、切片合格率、病理报告合格率等。

（2）诊断要准确，一时不能明确做出肯定诊断的要提出建议。重要诊断由上级医师或科主任签名。

（3）报告单书写应规范，必须确切、全面、客观描述所发现病变的位置、大小、形态、性质和特征，对临床诊断有帮助的阴性征象亦应记载，数据应准确，采用法定计量单位。各种检查按报告时限及时报告。

（4）制定各项技术操作常规、各类仪器设备保管保养制度和各种物资管理制度，制定采用新技术、开展新诊疗方法及新仪器的经济技术效果评价标准。

第六节　医院康复管理

康复医学是一门跨学科的应用科学，其服务对象主要是残疾人及有各种功能障碍影响正常生活、学习和工作的老年病、慢性病者。我国有 6000 万残疾人，约占总人口的 5%。

同时，我国人口老龄化进程正在加快，据世界卫生组织预测，到 2020 年，预计我国老年人口将超过 2.5 亿，有关资料还表明，老年患者中约有 50%的人需要康复医学服务。此外，由于疾病谱的变化，慢性病的问题将更加突出，需要进行康复医疗的慢性病所致功能障碍者在增加。为适应客观形势的需要，我国自 20 世纪 80 年代初引进了现代康复医学，并同我国传统康复医学相结合。此后，国务院和有关部委陆续制定颁布了有关法规，以促进康复医学事业的发展，1988～1998 年，国务院批准实施的中国残疾人事业计划纲要，提出了开展"三项康复"的任务，即开展白内障手术复明、小儿麻痹后遗症手术矫治、聋儿听力语言训练。工作 11 年间，总共有 252 万余名白内障患者重见光明，10.7 万余名聋儿开口说话，61.2 万名小儿麻痹后遗症患者经矫治手术改善了功能。为了规范和引导我国综合医院康复医学科的建设和发展，1984 年出版了我国第一本《康复医学》专著。1986 年 2 月创办了《中国康复医学杂志》，随后又相继出版了《中国脊柱脊髓杂志》《中国心血管康复医学杂志》等。1996 年原卫生部制定了《综合医院康复医学科管理规范》等行业管理规定。2000 年，原卫生部印发了《关于发展全科医学教育的意见》《全科医师规范化培训大纲》，对康复医学（包括总论、康复评定康复治疗）培训内容和重点都提出了具体要求。

随着康复医学科学的发展和人民群众日益增长的康复医疗卫生服务需求，综合医院都在积极创造条件建立康复医学科。经过近 20 年的努力，各大医院基本建立了康复医学科，我国康复医学也已初具规模，走上了健康发展的道路。但是由于我国康复医学起步晚，起点低，条件差，人才缺乏，目前尚与国外有较大差距。专家们认为，只有加强多学科的合作与创新，给予多方面的支持与配合，造就一支具有较高专业水平的康复医学专家队伍，才能使我国屹立于世界医学康复之林。

一、康复医学的概念及内容

康复医学是以伤残者为对象，研究各种障碍的原因、后果和恢复的可能性及最大限度促使功能恢复的实施办法与手段的科学。康复医学是一门跨学科的应用科学，涉及医、理、卫、教育和社会科学，在医学中包括基础科学和临床科学。其主要内容有两个方面，即康复评定和康复医疗。

（一）康复评定

康复医学与临床医学显著不同点之一就是以康复评定代替临床疾病的诊断。康复评定是康复治疗的基础，没有评定就无法规划治疗和评价治疗效果。评定的内容主要是躯体功能、精神（心理）功能、言语功能和社会功能四个方面。康复评定的形式，一般是由康复医师主持召开康复治疗小组会议，在会上由小组成员根据对患者功能障碍的性质、部位、程度、发展、预后及康复目标充分发表意见，提出各自的对策、目标和治疗处理意见（包括近、中、远期），然后由康复医师归纳总结为一个完整的康复评定和治疗方案，再指派各专业人员分头实施。治疗中期再召开小组会，对康复疗效进行总结，并为下一阶段的治疗或出院后康复提出意见。康复治疗小组除康复医师外，还有物理治疗师、作业治疗师、言语治疗师、心理治疗师、中医康复治疗师、假肢矫形器技师、社会工作人员和康复护士等。

（二）康复医疗

现代康复医疗主要运用物理疗法、作业疗法、言语疗法、心理疗法、康复工程、职业训练、社区康复及我国传统的中医疗法等治疗体系，来进行综合性的、系统的康复治疗，达到恢复功能、提高患者生存质量的目的。

康复医师指示治疗师采取康复治疗措施需要用到康复处方。它与临床服药的处方截然不同。康复处方是以处方的形式给治疗师确定治疗的种类、方法、治疗强度、治疗量，并提出在治疗中应注意的事项。目前国内康复治疗师大部分经过康复专业知识的系统教育和培训，而康复医师只有少数人受过大学专门教育。康复处方并不像服药处方那样简单，对没有康复医疗知识和经验的医师颇为困难。对此，医师可只提出治疗技术种类和范畴，至于技术细节，由治疗师在治疗患者时酌情具体掌握，使其能根据实际病情和治疗反应充分发挥自身的治疗技术。同时，要加紧对康复医师的培训，使其尽快能开出更加规范的康复处方。

二、康复治疗流程

从接诊至出院，康复医疗的整个流程如下：康复科门诊及由临床各科转来的患者——接诊——临床诊察——影像检查、实验室检查及有关专科会诊——患者初期功能和能力的康复评定——据此制定康复治疗计划——门诊或住院的康复治疗——治疗中期再次康复评定——治疗计划的修订——进一步的康复治疗——治疗后期的康复评定和结局的评定——出院后的安排（职业培训、重返工作岗位、转到休养所治疗、继续门诊治疗或在当地社区治疗等）。康复治疗组成员均要在康复流程中分头独立实施自己的治疗任务，同时也协助他人工作。

三、康复科的设备及康复对象、诊疗范围

医院规模大的康复科可设置病床，反之只设康复门诊。康复科实行科主任负责制，设有医师、康复治疗师、护师。300 张床位医院的康复科设主任 1 人，护士长 1 人。康复门诊可分为现代康复、传统康复及理疗治疗三个方面。

（一）康复科的设备及康复对象

康复科常用的康复设备有：手摇站立床、平衡杠、平衡板、股四头肌训练器、悬吊床、滑板、步行车、磨砂板、肩关节活动器、肌力测定器、肌电图、手功能训练器、认知功能训练器、颈椎牵引器、腰椎牵引器、超短波治疗仪、电脑中频治疗仪、神经功能电刺激治疗仪、核·氖激光治疗仪、电针治疗仪、神灯治疗仪等医疗设备。

康复的主要对象是由于各种先天畸形，急、慢性后天性疾病或外伤等原因而导致的功能障碍或残疾的患者，以及一些老年患者。近年来，对有些病的急性期，也采用康复医疗的某些方法进行治疗。

（二）康复科的诊疗范围

1.骨关节系统疾病

骨折术后、关节脱位后及人工关节置换术后肢体功能障碍、运动损伤（肌肉、肌腱、韧带和关节软骨损伤）、颈椎病、腰腿痛、肩周炎、骨关节炎、脊柱侧弯、截肢等。

2.神经系统疾病

脑出血、脑栓塞、脑梗死、蛛网膜下腔出血、颅脑外伤后、脑瘤术后、脊髓炎、脊髓肿瘤术后、多发性神经根炎（吉兰—巴雷综合征）、多发性硬化症、脊髓损伤（截瘫）、小儿脑瘫等。

3.内科疾病康复

糖尿病、高血压、冠心病、心肌梗死、肥胖症等。

4.其他

一氧化碳中毒后遗症，以及各种原因引起的昏迷、言语功能障碍、吞咽功能障碍、认知功能障碍、步态不稳、平衡困难等。

患者和老年人以及慢性病功能障碍者，有许多行动不便，甚至是生活难以自理，有的装配了假肢或支具，有的则需要乘坐轮椅等。为此，在新建、扩建、改建医院建筑时，应当重视康复医疗对象的特殊需要，设置特殊设施，通常将其称为"无障碍设施"，有的称为"无障碍环境设计"。

四、康复科的特点

（一）康复服务对象的针对性

康复科的服务对象主要是老年人、慢性患者、残疾人，总之是有不同程度功能障碍者。因此，无论在医疗服务或生活服务方面，其难度和工作量都要高于其他科室。

（二）康复服务手段的多样化

康复科的治疗手段多种多样，与其他科室的治疗手段，如药物和手术不大一样，而是物理疗法、作业疗法、医疗体育多种方法。根据病情的不同采用不同的方式，目的是使残留的功能得到最大限度的发挥。

（三）康复科建筑的特殊性

必须适合残疾人和老年人活动。

（四）康复医务人员的专业性

康复科的医务人员必须是经过专业培训的专业人员，包括康复医师、物理治疗师、作业治疗师、言语治疗师、假肢与矫形器技师、文体治疗师、社会工作者等。

（五）康复医疗程序的灵活性

康复医疗不是针对疾病、病程，而是着眼于功能障碍的程度和恢复的情况，而且在诊治过程中通常采用康复医疗小组的灵活形式。

五、康复科业务技术管理

康复科业务技术管理主要包括以下方面。

（1）根据实际情况制定必要的管理制度和诊疗操作常规，保证医疗质量和防止差错事故。

（2）做好初、复诊工作。康复医师接诊时首先阅读病历，根据病情结合本科条件开出康复处方，并将康复治疗种类、部位、方法和疗程次数记在病历上，将会诊的意见写在会诊单上。

（3）对临床转诊患者，认为不适合做康复治疗时，需向临床说明原因或写在病历上，让患者再回原科处理。

（4）治疗时，治疗医师应定期复查患者，将复查情况记在治疗单上，根据情况及时调整治疗方案。疗程结束时应详细检查患者实际情况，做出疗效判定。

（5）诊察室要建立会诊制度，对疑难患者应随时或定期请上级医师会诊。

（6）治疗室必须认真执行医嘱，如有不明之处，需询问医师，明确后方可实施治疗。严格遵守各项物理治疗的操作常规和注意事项，防止交叉感染，保证安全。

六、现代医院康复科的发展方向

（一）需要高素质康复治疗人才

康复医疗需要集中多个学科的专业人员，不仅要有经过训练合格的康复医师，而且对于体疗、物理治疗、作业治疗、语言矫治、康复工程、心理治疗、康复护理、社区康复等专业治疗人员都要有计划、按比例的发展。对人才要求以"全面康复"为内容，同时还应包括社会医学、行为医学、社会工作及社区康复，学会用社会的知识和手法从事康复治疗工作，不仅要全面掌握各种康复治疗技术，也要树立对待残损、残疾和残障人的正确态度，培养高尚的医德医风。

（二）在综合康复基础上发展专科康复治疗

随着康复医学的深入发展，康复工作相继渗透到各个临床领域。应紧密结合临床开展康复医疗和治疗，按照康复对象和病种不同，形成系统分科，如骨科康复学、老年病康复学、儿科康复学、神经科康复学、精神科康复学、心脏病康复学、肿瘤康复学、脊髓损伤康复学等。在此基础上大力发展专科康复治疗技术，并建立各专科间的康复治疗协作组。

（三）以主动性功能训练为导向，打破传统的被动理疗手段

康复治疗手段主要依靠各种主动性的功能训练方法，治疗过程需要患者主动参与练习，才能达到更好的康复效果。由于历史原因，一些康复医学科是在原有理疗学科的基础上建立起来的，往往强调理疗应用的广泛性，强调理疗因子的治疗作用多一些，而忽略主动功能训练的重要治疗过程，造成与临床相脱节的情况出现，使患者治疗过于被动。

（四）中国传统康复手段和现代康复治疗相结合

中西医理论和方法相结合而形成的运动疗法、物理疗法、作业疗法、心理疗法等提高了疗效，如在现代的运动疗法中结合太极拳、保健体操及按摩，在现代的物理疗法中加入针灸、中药离子透入、中药外治、拔罐及艾灸，在现代的作业疗法中加入中国书法练习、画国画、民族音乐治疗、弹琴、下棋等，在现代心理疗法中加入气功治疗等。中国传统康复方法在慢性病、老年病、残疾的康复中均起着重要作用。

（五）加速信息康复建设

在信息社会中依靠信息技术提供各种形式的康复诊疗技术信息，建立康复信息中心，为康复医疗机构提供远程会诊，为残疾人提供康复咨询和康复治疗指导，利用多媒体指导患者自助康复和家庭康复，利用声、像、文字、电子制作康复信息资料，出版康复治疗专刊等，广泛宣传、普及康复医疗和治疗技术。

第四章　医院护理管理

护理管理无小事，管理上的任何疏漏都可能影响护理工作质量，危及患者的生命。护士作为护理的专业工作者，其唯一的任务就是履行护士职责，为患者提供优质的护理服务。因此，加强护理管理，提高护理质量是医疗安全的重要保障。

第一节　医院护理管理概述

一、医院护理管理的基本概念

（一）护理的概念

护理一词由拉丁文"Nutricuius"演绎而来，原为抚育、扶助、照顾残疾、照顾幼小等含义。由于历史背景、社会发展、环境和文化及教育等因素的不同，对"护理"的解释和说明也在不断丰富和完善。

1973 年，美国护士协会对护理的定义是：护理实践是直接服务并适应个人、家庭、社会在健康或疾病时的需要。同年，国际护士会（ICN）对护理的定义为：护理是帮助健康的人或患病的人保持或恢复健康，或者平静地死去。

1980 年，美国护士协会又将护理定义为：护理是诊断和处理人类对现存的或潜在的健康问题的反应。

（二）医院护理管理的概念

护理管理是一种行为过程，是护理管理者为了实现管理目标，采用一定的组织形式和方法，指挥、协调和控制被管理者完成预定护理目标的一种活动过程。世界卫生组织（WHO）对医院护理管理的定义是：为了提高人们的健康水平，系统地利用护士的潜在能力和有关其他人员、设备、环境及社会活动的过程。该定义强调了以下四个要素：①医院护理管理的最高目标是提高人民的健康水平。②医院护理管理是一个系统管理过程，管理对象处于一个系统之中。③医院护理管理的要素包括以护士为主的有关人力资源、物资设备资源、环境和社会资源。④医院护理管理体现人的本性，以发挥人的潜在能力为管理首位。

医院护理管理是衡量医院科学管理水平的标志之一。科学的护理管理是促进护理学科发展，提高护理质量的保证。在护理实践中，医院护理管理者必须采取科学的管理方法，正确高效地组织护士履行护理职责、完成各项护理任务。

二、医院护理管理的任务及目标

医院护理管理是卫生事业管理的重要组成部分，其目标是通过研究找出护理工作的特点探讨护理工作的规律性，应用科学方法管理护理全过程，从而为患者提供良好的服务，提高人民的健康水平。

目前医院护理服务范围已由医院逐步延伸至社区及家庭，护理专业的实践领域也在不断拓展，护理管理在新形势下涵盖了护士岗位管理、护理质量管理、护理业务技术管理、护理继续教育管理、护理科研管理、护理绩效管理、计算机护理信息管理等，力求做到合理利用人力资源、有效控制护理系统、优化护理效应三方面的统一，实现公立医院护理管理的科学化、专业化、精细化。

（一）医院护理管理的任务

1.护士岗位管理

是以组织中的岗位为对象，科学地进行岗位设置、岗位分析、岗位描述、岗位监控和岗位评估等一系列活动的管理过程。

2012年，原卫生部发布了《关于实施医院护士岗位管理的指导意见》，明确提出要转变护理管理模式，实现护士从传统的按身份管理逐步转变为按岗位管理，科学设置护理岗位，实行按需设岗、按岗聘用、竞聘上岗，逐步建立激励性的用人机制。要求医院以护士岗位管理为切入点，从护理岗位设置、护士配置、绩效考核、职称晋升、岗位培训等方面制定和完善制度框架，同时，按照护理岗位的职责要求合理配置护士，不同岗位的护士数量和能力素质应当满足工作需要，特别是临床护理岗位要结合岗位的工作量、技术难度、专业要求和工作风险等，合理配置、动态调整，以保障护理质量和患者安全，充分调动护士的积极性。

2.护理质量管理

是医疗质量的重要组成部分，是指通过对护理服务工作的管理过程评价、判断，对护理质量实行有目的的控制，确保患者获得高水平的护理效果。具体地说就是要把护理管理落实到提高护理质量上来。护理质量管理要求用现代科学的方法建立完整的护理质量管理体系，通过质量控制，使护理人员的服务活动符合护理的标准、规范或质量监控指标的要求。医院应加强护理质量管理，完善护理相关工作制度、技术规范和护理指南，创新管理方法，并通过持续的质量改进不断提升护理服务品质，真正为患者提供规范的、标准的、高质量的、安全的护理服务。

3.护理业务技术管理

是保持和提高护理工作质量和效率的管理活动，是医院护理管理最基本的工作。包括解决护理业务技术问题；各项护理技术操作常规和制度的制定、执行和检查；各项护理工作质量指标的制定、督促、检查、评定及控制；新护理技术及业务的开展或改进推广；护理信息管理、护理科研的组织领导、护理人员技术档案的建立等多方面工作。

4.护理继续教育管理

护理继续教育是护士继学校规范化专业教育之后，以学习新理论、新知识、新技术和新方法为主的一种终身护理教育。护理继续教育是护士紧跟护理学科的发展，不断提高自身素质和业务能力、技术水平的重要途径，是提升临床护理服务质量的重要保证。《护士条例》规定，医院管理者应当制定、实施本机构护士在职培训计划，并保证护士接受培训；根据护士岗位管理的需要，开展对护士的岗位培训，护理继续教育有以下基本要求：

（1）建立并完善护士培训制度

根据本医院护士的实际业务水平、岗位工作需要及职业生涯发展，制定、实施本医院护士在职培训计划，加强护士的继续教育，注重新知识、新技术的培训和应用。

（2）加强新护士培训

实行岗前培训和岗位规范化培训制度。岗前培训应当包括相关法律法规、医院规章制度、服务理念、医德医风及医患沟通等内容；岗位规范化培训应当包括岗位职责与素质要求、诊疗护理规范和标准、责任制整体护理的要求及临床护理技术等。以临床科室带教式为主，在医院内科、外科等大科系进行轮转培训，提高护士为患者提供整体护理服务的意识和能力。

（3）加强专科护理培训

根据临床专科护理发展和专科护理岗位的需要，按照原卫生部和省级卫生行政部门要求，开展对护士的专科护理培训，重点加强重症监护、急诊急救、血液净化、肿瘤等专业领域的骨干培养，提高专业技术水平。

（4）加强护理管理培训

从事护理管理岗位的人员，应当按照要求参加管理培训，包括现代管理理论在护理工作中的应用、护士人力资源管理、人员绩效考核、护理质量控制与持续改进、护理业务技术管理等，提高护理管理者的理论水平、业务能力和管理素质。

5.护理科研管理

是用科学的方法反复探索、回答和解决护理领域的问题，直接或间接地指导护理实践的过程。护理研究是为护理专业，包括护理实践、护理教育、护理管理相关的问题形成可靠依据的系统的探索。护理研究的目的就是回答及解决护理领域的问题，解决护理领域的问题，包括明确、描述、探究、解释、预测、控制。在既往的30年中，护理研究有了飞速的发展，为护士的临床实践提供了基础，越来越多的临床护士正在参与研究，她们通过护理研究为患者找到更好的护理方法。护理研究管理使护理实践更有科学依据，也更见成效，有利于护理专业化的形成和发展。深入开展护理科研工作，在护理管理上应做到以下几点：

（1）建立完善的护理科研管理体系是护理科研顺利开展的必要条件。

（2）加强护理科研队伍建设，通过高素质人才拓展护理研究的深度和广度。

（3）建立有效的激励机制，提高护理科研质量。

（4）营造良好的科研氛围，促进护理科研持续快速地发展。

6.护理绩效管理

绩效管理是指各级管理者和护理人员为了达到护理组织目标共同参与的绩效计划制定、绩效辅导沟通、绩效考核评价、绩效结果应用、绩效目标提升的持续循环过程。护理绩效管理是指与护理工作相关的行为表现及结果，是护理工作在数量、质量和效率方面的具体落实。护理绩效管理应以岗位职责为基础，以日常工作和表现为重点，包括护士的工作业绩考核、职业道德评定和业务水平测试。考核结果与护士的收入分配、奖励、评先评优、职称评聘和职务晋升挂钩。

护理绩效管理的意义在于：①提高护理计划管理的有效性，促进医院目标的达成。②提高护理管理者的管理水平，提升管理者的管理技能。③暴露护理管理中存在的问题，帮助管理者发现改进的方向。④理顺护理人员的绩效分配机制，体现同工同酬、多劳多得、优绩优酬。

7.护理信息管理

护理信息系统是对护理管理和业务技术信息进行信息采集、存贮、传输和处理的系统。是医院信息管理系统的一个子系统。信息管理是一个过程管理，包括以下几方面：①收集数据；②处理数据；③将处理过的数据按不同需求进行管理并应用于护理实践。护理信息主要分为护理业务信息、护理教育信息、护理管理信息。信息管理能力是护士作为知识型工作者的基本技能。由于护理信息系统可以迅速收集、大量储存、灵活处理和检索显示所需要的动态资料，目前国内医院已陆续开发并使用护理信息系统，其中涵盖了病房床位管理、医嘱处理、护理文书实时记录、收费处理、药物使用及健康教育知识等方面；另外，越来越多的医院已经开始应用护理信息系统进行人力资源管理、护理质量管理、专科护理管理、护理继续教育管理等，改变了传统的护理工作模式，使护理管理逐步走向科学化、现代化。

（二）医院护理管理的目标

总体目标：坚持"以患者为中心，以质量为中心"的服务宗旨，建立医院护理管理目标体系，优化护理服务流程，提升护理服务品质，提高患者满意度。围绕总体目标，护理管理重点在以下 4 个方面：

（1）深化"以患者为中心"的服务理念，加强内涵建设，全面推进责任制整体护理的服务模式，为患者提供优质护理服务。

（2）加强护理队伍建设，建设一支数量规模适宜、素质能力优良、结构合理的护士队伍，提高护士的服务能力和专业化水平。

（3）建立护理管理制度，完善护理服务标准，规范、健全护理质量控制和持续改进体系，规范临床护理行为，提高护理质量。

（4）加强护理管理信息化建设，提升护理人员运用信息化手段的能力，优化护理工作流程，提高护理服务效率。

三、医院护理管理的意义

医院护理管理是医院管理的一个重要组成部分，直接关系到医院目标的实现和医疗质量的保证。护理管理在医院行政、医务、教科、医技、后勤等职能部门中处于并列地位，在病房管理方面处于主导地位。从医院的人员构成来看，护理人员约占医院总人数的 1/3，占卫生技术人员的 1/2，护理管理涉及的科室约占全院的 3/4，在医院的门急诊管理、病房管理、物资设备等管理工作中具有十分重要的地位。护理工作与医生之间、医技科室之间、总务后勤科室之间、预防保健工作之间，都有着广泛的联系。从一定意义上讲，护理管理的水平是衡量医院科学管理水平的标志之一，也是整个医院管理水平的缩影。

第二节　护理质量管理

一、护理质量管理的基本概念

质量是医护工作的根本。医院的持续发展，取决于质量的持续改进。护理质量管理是护理管理的重要组成部分，直接关系到人民群众的健康权益和对医疗服务的切身感受。因此，通过质量管理让护理服务稳步提升，保障医疗安全，提高患者的满意度，是护理工作价值的真正体现。

（一）护理质量管理

护理质量管理是指按照护理质量形成过程和规律，对构成护理质量的各个要素进行计划、组织、协调和控制，以保证护理服务达到规定的标准，满足和超越服务对象需要的活动过程。

护理质量管理应包括：

（1）建立质量管理体系。只有建立质量管理体系并有效运行，护理质量才有保证。

（2）制定护理质量标准。只有制定护理质量标准，管理才有依据。

（3）对护理过程和构成护理质量的各要素，按标准进行质量控制。

（4）调动全体护理人员参与质量管理。只有调动全体护理人员参与质量管理，才能达到满足服务对象需要的目的。

（二）护理质量管理体系

护理质量管理体系是指实施护理质量管理所需的组织结构、程序、过程和资源。医院的护理质量体系包含在质量管理范畴中，是为了实施护理质量管理而建立和运行的。

1.护理质量体系的结构

包括护理服务质量环、护理质量体系文件和记录、内部质量审核等。护理服务质量环可以表达门诊和住院护理服务全过程的运转情况，从质量改进的原理上清晰地阐述质量体系各运转要素中间的关系，从患者入院开始到最终满足患者需要的服务结果为止，充分体现"患者至上"的服务宗旨。护理质量体系文件是评审护理质量体系及运行情况的依据，包括护理质量手册、护理质量计划、护理质量程序、护理质量记录和技术规程。内部审核应按照已经形成文件的程序由与受审核活动或领域无关的、能胜任的人员有计划地完成并记录归档。对审核的内容，管理者应负责确保采取必要的、与审核结论相适应的纠正措施。

2.护理质量管理体系的建立

（1）护理质量管理组织的建立

三级质量管理委员会，即护理部成立护理质量管理委员会，由护理部主任担任主席；

各专科成立护理质量委员会，由科护士长任主席；科室（各病区）成立护理质量委员会，由护士长担任主席。各委员会机构健全、责任明确，并根据职责制定质量管理计划，建立质量保证体系，组织领导、检查督促质量管理工作，研究、分析和解决质量问题。

（2）护理质量标准的制定

护理质量标准根据护理工作的内容、特点、流程、管理要求、护理人员及服务对象特点、需求而制定。护理质量标准项目应依据国家、省部级的有关法律法规、规则和标准，依据国内外各机构和上级主管部门发布的本行业有关质量管理标准，结合医院的等级要求和具体工作而确定。标准的制定应体现科学性、实用性和可行性。护理人员在护理工作中应严格执行护理质量标准的规定并确保有效执行。护理质量标准是护理质量管理的基础，是指导护士工作的指南。

3.护理质量管理体系的实施

（1）质量管理体系标准文件化

将质量管理体系的各项标准形成文件。要求护理部、督导组成员、护士长等管理人员应备有一套完整的体系文件。

（2）开展系统培训

应对全员进行教育培训，使各级护理人员对护理质量管理体系有深入理解，知道体系运行机制及自己在体系运行中的职能。培训人员包括护理管理者、督导组成员、护理质量管理人员及各级护理人员。

（3）质量标准执行

质量标准在执行过程中，要加强组织间的协调作用，及时纠正执行中存在的各种偏差；建立监督与考核机制，形成"自我管理"和"逐级管理"相结合，使质量管理体系运行更有效。

（4）质量管理体系评价与审核

对质量管理体系的运行，应有充分的证据予以证实。应在一定时间内，对质量管理体系运行的过程和结果，组织有关人员进行评价与审核。通过评价，完善管理流程，修订不合理的质量文件内容，保证质量管理体系科学严谨并切实可行。

二、护理质量管理的标准

护理质量管理的重要依据为护理质量标准，常用的标准包括要素标准（结构标准）、过程质量标准和终末质量标准。

1.要素标准

要素质量是构成护理工作质量的基本要素，主要着眼于评价执行护理工作的基本条件。评价内容有：

（1）机构和人员

建立健全与医院功能、任务和规模相适应的护理管理体系，可设置2～3级质量管理委员会，定期进行质量控制与改进活动，护理人员编配合理，在数量和质量上符合卫生部规定标准。

（2）环境、物资和设备

反映医院设施、医疗护理活动空间、环境卫生监测、护理装备水平及物资设备等合格程度。

（3）知识和技术

反映护理业务功能与水平、开展的技术服务项目及执行护理技术常规的合格程度，如护理人员"三基"水平达标率、护理人员年考核合格率、护理人员年培训率、急救物品完好率等。

（4）管理制度

护理工作有计划并按计划落实，规章制度健全并严格贯彻执行，护理资料齐全，尽可能达到计算机管理，如年计划目标达标率。

2.环节质量标准

环节质量管理注重在护理工作的过程中实施控制，属于前馈控制。

目前国内医院制定环节质量标准最常用的指标主要包括以下两类：

（1）患者护理质量指标

如基础护理合格率、患者对护理工作的满意度等。

（2）护理环境和人员管理指标

如病区管理合格率护理文书书写合格率、护理技术操作合格率、消毒隔离合格率、急救物品准备完好率等。

3.终末质量标准

是患者所得到的护理效果的综合反映，是对患者最终的护理效果的评价，属于传统的事后评价或后馈控制。这些指标的主要特点是从患者角度进行评价，常用指标包括出院患者对护理工作的满意度、年度护理差错发生率、年度压疮发生次数、抢救成功率等。

为了全面反映护理服务的质量要求，一般采用要素标准、环节质量标准和终末质量标准相结合的评价，着眼于要素质量以统筹质量控制的全局，紧抓环节质量以有效实施护理措施，以终末质量评价进行反馈控制。

第三节 护理业务技术管理

护理业务技术管理是提高护理质量的重要保证，是培养护理人才、促进学科发展、满足患者服务需求的关键因素，也是衡量医院护理管理水平的重要标志。

一、护理业务技术管理的概念

护理业务技术管理是对护理工作的技术活动进行计划、组织、协调和控制，使护理技术能够准确、安全、及时、有效地为患者服务，以达到优质及高效的护理业务管理工作目标。

护理业务技术水平与护理质量的高低有着密切的关系，护理业务技术必须通过护理管理才能提高。因此，做好护理业务技术管理是达到优质护理的前提，是质量管理的重要内容。护理业务技术管理主要包括护理管理制度、基础护理管理、专科护理管理和护理新业务、新技术管理。

二、护理业务技术管理的意义

（一）护理业务技术管理是医院护理管理的重要组成部分

护理工作有很强的科学性、技术性和服务性。护理业务技术管理主要围绕对护理业务质量的控制和保障措施进行管理，是护理质量管理的重要内容。

（二）护理业务技术管理是护理工作专业化的重要标志

护理工作的服务对象是人，现代护理需要护理人员具备较强的专业才能和业务专长，护理专业化、护士专科化是护理专业发展的必然趋势。护理业务技术管理水平的提升与护理专业化发展息息相关。

（三）护理业务技术的质量直接影响医疗效果

随着医学科学飞速发展，临床医学分科愈加细化，特别是医疗技术逐步向高精尖发展，都需要护理专业技术的同步发展才能协调配合，保障医疗安全。

（四）护理业务技术管理有利于提高护理教育水平

现今医学的快速发展和现代科学技术广泛向医学渗透，拓展了护理工作的范畴，丰富和完善了护理的知识体系，这对护理业务技术水平提出了更高的标准和要求。而加强护理教育的培训和业务技术训练才能获得良好的效果，这有利于护理教育水平的不断提升，并促进护理专业的不断发展。

三、护理业务技术管理的内容

（一）护理管理制度

1.护理管理制度的概念

是护理人员长期护理实践经验的总结，是临床护理工作客观规律的反映，是护理人员服务行为规范及从事各项护理活动的准则和标准。健全的规章制度是护理质量管理的关键环节。

2.护理管理制度的内容

（1）护理岗位责任制度。明确各级各类护理人员的岗位职责和工作任务，使人人有专责，事事有人管，把护理工作任务和职责落实到每个岗位和每个人，既有分工，又有合作。

主要包括：①按护理管理岗位制定岗位职责。如：护理部主任岗位职责、护士长岗位职责。②按护理专业技术职称制定岗位职责，如主任（副主任）护师职责、主管护师职责等。③按护理岗位设置制定岗位职责，如夜班护士岗位职责（大小夜班）、责任护士岗位职责等。

（2）护理行政管理部门与各科室护理人员需要共同贯彻执行的有关制度，医院可根据本院不同的等级及工作需要，制定医院护理管理制度，便于质量控制和管理，如护理质量管理制度、护士长管理工作制度、护理查房制度、急救药品、物品管理制度、分级护理管理制度等。

（3）护理业务科室的工作制度。医院业务科室各级护理人员共同遵守和执行的有关工作制度，如病房管理制度、门诊工作制度、透析室工作制度等。

（二）基础护理管理

1.基础护理的概念

是临床护理最基础的护理方法，是护理工作中常规性、通用性、普遍性的基本理念和技术操作，是护士观察患者病情的重要途径。基础护理是最贴近临床、贴近患者的护理工作。

2.基础护理管理的内容

（1）住院患者基础护理服务项目及内涵

晨间护理（整理床单位、面部清洁和梳头、口腔护理）、晚间护理（整理床单位、面部清洁、口腔护理、会阴护理、足部清洁）、对非禁食患者协助进食/水、卧床护理（协助患者翻身及有效咳嗽、协助床上移动、压疮预防及护理）、排泄护理（失禁护理、床上使用便器、留置导尿护理）、床上温水擦浴、其他护理（协助更衣、床上洗头、指/趾甲护理）、患者安全管理（跌倒、坠床、烫伤等）。

（2）常用临床护理技术

患者入/出院护理、生命体征监测技术、导尿技术、胃肠减压技术、鼻饲技术、灌肠技术、氧气吸入技术、雾化吸入技术、血糖监测、口服给药技术、密闭式周围静脉输液技术、密闭式静脉输血技术、静脉留置针技术、静脉血标本的采集技术、静脉注射技术、肌肉注射技术、皮内注射技术、皮下注射技术、物理降温法、经鼻/口腔吸痰法、经气管插管/气管切开吸痰法、心电监测技术、输液泵/微量注射泵的使用技术。

（3）常用抢救技术

基础生命支持技术、洗胃术、心脏电除颤、多参数监护仪的使用、人工呼吸机使用等。

3.基础护理管理的主要措施

（1）加强责任心，提高护士对基础护理的认识

实施基础护理，满足患者的需求是护士的基本职责。加强护理人员的爱岗敬业教育，树立正确的人生观和价值观，形成"重基础、重技术、重服务"的良好氛围，逐步将基础护理工作由被动变为主动，为患者提供优质的基础护理服务。

（2）规范基础护理质量标准，严格质量控制管理

完善的基础护理质量标准便于护士从事护理活动时有章可循，明确基础护理服务项目的内涵和工作目标，建立行之有效的检查考核制度，充分发挥三级质量控制体系的作用，使各项护理技术高质量完成，提高患者的满意度。

（3）开展"三基"强化训练

强化护理人员基础理论、基本知识和基本技术的训练是稳步提高护理质量的根本措施。对不同层次的护理人员制定相应的培训内容，注重护理基础技术操作的培训，训练和考核相结合，做到人人达标、人人过关。

（4）持续质量改进

基础护理质量需要有规范统一的标准，而标准要不断地修订和完善。在实践中建立发现问题、寻找依据、制定措施、实施评价的循环工作模式，通过持续质量改进达到护理质量的不断提升。

（三）专科护理管理

1.专科护理的概念

是指临床各专科特有的基础护理知识和技术，包括各种专科疾病护理和专项护理技术。临床护理专科化是衡量护理专业化水平的重要标志，也是目前国际护理发展的主要趋势。

2.专科护理的特点

（1）专业性

强专科护理技术使用范围窄，专业性强，往往仅限于本专科，有的甚至仅限于某一种疾病。

（2）操作复杂

专科护理多配有仪器设备，技术复杂、操作难度大、要求高，护理人员除掌握专科基础知识和技术外，还要懂得仪器的基本原理和操作程序。

（3）知识更新快

随着科学技术的发展，大量高新尖技术广泛应用于临床诊断、治疗和护理，这要求护理人员要不断学习和掌握新的专科知识。

3.专科护理管理的内容

（1）内科护理技术

内科护理技术是针对各专科形成的护理技术：

①呼吸专科护理技术：动脉血气分析、呼吸技术、气管切开护理、叩击及震颤排痰。

②心血管专科护理技术：中心静脉压、心电图检查、留置中心静脉导管的护理、微量泵的使用。

③消化专科护理技术：三腔二囊管的护理、"T"型管引流护理技术、结肠造口的更换。

④内分泌专科护理技术：胰岛素泵注射、尿糖测定、血糖测定、葡萄糖耐量试验。

⑤肾病科护理技术：腹膜透析操作技术、血液透析操作技术、腹膜透析导管出口处的护理操作技术。

（2）外科护理技术

①泌尿专科护理技术：如膀胱冲洗。

②骨科护理技术：如皮肤牵引的护理、骨牵引的护理、骨盆牵引的护理、石膏固定术的护理。

（3）妇产科护理技术

产前评估、新生儿沐浴、新生儿脐部护理、新生儿抚触。

（4）儿科护理技术

小儿体格测量、温箱的使用、新生儿心肺复苏术。

（5）手术室护理技术

备皮、手术体位的摆放、手术人员的无菌准备、无菌器械台的铺法。

（6）中医护理技术

刮痧技术、拔罐技术、艾灸技术、穴位敷贴技术、中药泡洗技术、中药湿热敷技术、中药涂药技术、中药熏蒸技术、中药热熨敷技术、中药离子导入技术、穴位注射技术、耳穴贴压技术、经穴推拿技术、中药灌肠技术。

4.专科护理管理的主要措施

（1）开展专科护理学习，掌握专科护理业务技术。组织从事专科护理的护理人员参加相关专科业务的培训，帮助专科护士熟悉专科疾病的诊断、检查手段及治疗方法，专科药物的作用及副作用，掌握专科疾病护理的理论知识和技能，提高专科护理质量。

（2）制定专科各疾病护理常规，内容应科学、合理、切实可行，能够指导专科护士在临床工作中运用护理程序，以满足患者对护理服务的需求。

（3）掌握专科仪器设备使用。熟练掌握专科仪器设备的使用和保养，随时准备好各种抢救物品和器材，以提高抢救效果。

（4）搞好专科病房的医护协作。专科的护理工作必须经医护协作才能完成。护理人员应经常参加专科医疗、护理新进展、新技术、新业务的学习，参与护理科研活动，加强医护合作，提高专科医疗护理质量。

5.专科护理技术新进展

（1）PICC 专科护理

经外周静脉置入中心静脉导管术（PICC），因操作简单、安全可靠、留置时间长等特点被临床广泛应用。置管患者在治疗间歇期间可以回家休养，等待下一个疗程的治疗。具备条件的医院开设护士门诊，方便带管患者间歇治疗期间的导管维护。

（2）糖尿病专科护理

糖尿病及其并发症可防可治，糖尿病健康教育是治疗糖尿病的主要手段之一。糖尿病专科护理由专科护士为糖尿病患者提供健康教育，有效地提高糖尿病患者的治疗依从性，提高生活质量。

（3）伤口/造口专科护理

是对各种原因所致的伤口、造口、尿失禁患者实施恰当的护理措施，从而减少或去除危险因素，预防相关并发症的出现，增加患者舒适度，促进其愈合。从事造口、伤口和尿失禁处理的专科护士称为造口治疗师。

国内在重症监护、手术室、急诊、器官移植专业、肿瘤专业 5 个临床护理技术较强的专科护理领域，研究制定了《专科护理领域护士培训大纲》，并以卫生行政部门、护理学会等为主导，规范开展专科护理领域的培训工作。

随着医疗护理事业的快速发展和日趋专业化，护士需要为患者提供更加精湛和专业化的照护。拓展临床专科护理服务范围，进一步提高专科护理水平，是护理学科建设和发展的方向。

（四）新业务、新技术的护理管理

1.新业务、新技术的概念

是指应用于临床的一系列新的检查、诊断、治疗和护理方法，以及新的医疗护理仪器设备的临床应用等。新业务、新技术的开展，有赖于护理业务技术的管理，也反映了护理技术水平。

2.新业务、新技术的管理措施

（1）成立新业务、新技术管理小组。护理主管部门应成立新业务、新技术的管理小组，指导全院护理新业务与新技术的开展。管理小组成员应了解国内外医疗、护理技术的新进展，并收集有关信息，作为开展工作的指南。

（2）建立新业务、新技术信息档案。对于护理新业务与新技术的开展，应根据具体要求和质量标准，制定科学的操作技术规范和规章制度，并严格遵照执行，保证新业务与新技术的顺利开展。

（3）组织护理人员参加新业务、新技术的学习培训。

（4）新业务、新技术经验推广。在开展护理新业务和新技术（如护理用具的改革、改良和护理技术创新）的过程中，要反复进行临床实践，逐步掌握规律，完善操作规程，通过上级正式批准后，积极地推广应用。

（5）新业务、新技术效果评价。对开展的护理新业务和新技术，经实践后应进行效果评价。注意新业务和新技术的应用过程分析，要有理论作为依据和支持，还应有科学依据说明和成果的报告。

四、护理业务技术管理的方法

（一）制度管理法

1.岗位责任制度

包括各级各类护理人员的岗位职责。

2.护理业务学习培训制度

包括法律法规、质量标准、操作流程、实践技能等培训，建立科学的考核制度。

3.护理质量检查制度

通过对质量标准执行情况进行检查分析，运用管理工具进行改进，保证制度标准有效执行。

（二）目标管理法

目标管理是以目标为中心的一种管理方法。护理管理中的目标管理，是通过护理人员参与制定和实施具体护理业务技术管理目标，在一定时间、空间达到预期效果的管理方法。

目标管理实施的基本程序如下：

（1）科护士长、护士长参与护理部业务技术管理总体目标制定。

（2）将总体目标逐层分解，各病区护理人员参与本科室、本病区的分目标制定。

（3）护理人员根据上级目标确定个人目标。

（4）执行目标过程中实行自我监督和控制，定期检查目标执行情况。

（5）根据最后实现目标的情况，制定新的目标。

第五章 医院信息管理

第一节 医院信息管理概述

一、医院信息管理的含义

（一）信息与信息资源

1.信息

是指事物及其属性标识的集合，是所有事物的存在方式和运动状态的反映，因此具有客观性、普遍性、无限性、抽象性、依附性、时效性、共享性、传递性等特点。从不同的角度对信息进行划分，可产生不同的类型。如从信息应用部门划分，可有医学信息、工业信息、农业信息、政治信息、科技信息、文化信息、经济信息等；从信息的记录符号划分，可有图像信息、语音信息、文字信息和数据信息等。

2.信息资源

信息资源是经过人类选取、组织、序化的有用信息的集合。信息虽然普遍存在，但一条和几条信息不能构成信息资源，只有当信息达到一定的丰度和凝聚度，才可能成为信息资源，而且并非所有的信息都能成为信息资源。有用性是一切资源的本质属性，信息资源也不例外，只有把有用的信息筛选出来并进行有序归类才可被利用，才可称为信息资源，而没有控制的、未经组织的信息将不能成为资源。

（二）医院信息

医院是一个信息高度集中的单位，医院信息系统也是企业级信息系统中最为复杂的一类。医院信息是指在医院运行和管理过程中产生和收集到的各种医疗、教学、科研、后勤等信息的总和。

二、医院信息分类

（一）外源信息

即来自医院外部的各种信息。

1.社会信息

社会经济发展政策、人口控制政策、社会需求趋势、科学技术发展动态、环境卫生状况及其改造策略、城市发展规划等，这些信息面很广，并可间接或直接影响到医院的建设与发展。

2.卫生事业发展信息

国家和地方卫生事业发展规划、卫生政策、卫生资源状况、卫生事业经费概算、疾病谱、死亡谱等信息。这些信息可对医院产生直接的影响。

3.有关科学理论信息

人口理论、社会经济理论、环境保护、科学管理，以及医学理论、医学法律、医学心理、医学统计等，这些理论信息对医院制订发展目标具有重要的指导作用。

4.上级指令和方针政策

上级对医院的任务安排、职权范围、目标要求、考核指标，以及卫生工作方针政策文件、具体指示等。

（二）内源信息

即医院内部的各种信息。

1.医院历史信息

包括医院各个发展时期的历史数据、文字等资料。

2.医院现状信息之业务信息

即业务各科室（包括药房）围绕患者所发生的有关诊断、治疗和护理等所必需的各种信息，是各项业务活动的原始记录，是医院管理信息的基础信息，是决定医疗质量的根本条件。主要有以下几方面：

（1）临床医疗信息（医务人员临床中直接观察的医疗信息）、仪器医疗信息、医护协同诊疗信息（病历、医嘱、医疗常规等）。

（2）临床科室与医技科室协同诊疗信息，包括检验、放射、病理、血库、申请单、报告单、手术通知单、会诊单、处方等。

（3）患者与病床动态信息，包括患者入院通知单、患者住院日数、病床周转次数、病床使用率、病床开放数、门急诊人次数等。

（4）为临床服务的各项业务信息，包括膳食服务信息等。

3.医院现状信息之科教信息

指医院开展医学科学研究和医学教育所必需的各种信息，包括科技教学成果、学术活动情报、科学情报研究、科教资料、科教能力、实验设备器械、师资人才的知识结构等。

4.医院管理信息

是医院全部工作及社会活动总过程的组织、指挥、协调和控制有关的一切信息，是面向医院各职能部门的信息，如患者的流动统计报告、当前危重患者及病案质控信息、收入统计、成本核算、药品进销统计等。

5.分析决策信息

是医院宏观和深层次管理的信息，是在业务信息和管理信息的基础上，结合社会信息和上级指令信息，经过深层次统计分析而形成的管理信息，为医院的管理决策服务。分析决策信息大致可分为两类：

（1）综合分析信息

包括组织管理信息、质量管理信息和经济管理信息等，如患者收治统计分析、医疗收入发展趋势分析、单病种质量效益分析、医疗质量分析报告。

（2）计划决策信息

包括计划的制订、执行、控制、完成及修改等。这类信息分别面向不同层次的对象，构成了医院信息管理的主体。

三、医院信息的特点

医院信息具有区别于一般信息的某些特点：

（1）因信息主要来源于就诊者机体的医学生物指标，所以具有生物医学的特征。

（2）因在使用中需将若干单个含义的信息相互关联、互为参照才能反映某种状态，或需综合比较分析，才能评价工作的真实水平，这表明其相关性。

（3）因信息涉及患者生命安危，定量和定性判断都要求十分准确，所以应具有准确性。

（4）由于通过检查所获信息，多为间接或推理性的，并非病理检查所得的直接证据。此外由于收集时间的限制，如急救时不可能等所有病情信息完备后再行治疗，因此据此所做的判断也带有一定的不确切性。这一特点也反映了诊疗活动的复杂性。

（5）由于不同患者有可能患上同一种疾病，所以医院每天都会产生大量重复性的信息。

四、医院信息的作用

在医院这个复杂的系统中所有的活动都贯穿着三种流动：其一是由医护人员、患者和各种医疗保障人员组成的人流；其二是药品、医疗器械、各种医用消耗品及资金组成的物质流；其三是随医疗、教学、科研、后勤、人才培训活动及外周环境变化产生的大量数据、资料、指标、组织计划等信息流。人流、物质流之有形流动是否通畅，很大程度上取决于信息流的畅通。因此，医院良好的信息管理对医院具有五个方面的具体作用：

（一）医院管理的基础

医院的一切活动都离不开信息的支持，医院信息既是医院管理的对象，也是医院日常管理的基础。

（二）医院工作计划和决策的依据

在医院管理中，要使计划和决策既符合实际又具有科学性，就必须有及时、准确的信息作为依据，否则会造成混乱。医生如果不能得到患者全面、准确的信息，就不能进行科学诊疗。科研人员如果不善于捕捉信息，那研究的课题内容就可能是别人早研究过的，造成人力、物力和时间的浪费。

（三）实施有效控制的工具

医院按照规定的任务目标，使医疗、科研、教学等各项工作按照规定的标准、规章制度、常规程序等有控制地运转，信息就是控制过程的载体工具，依靠信息反馈和调节来实现控制的目的。

（四）指导工作系统协调运行的依据

管理层依靠作为沟通医院各部门的桥梁和纽带的各种信息，从医院整体的角度协调各项工作，提高效率。

（五）直接推动医疗、科研、教学、管理工作

各种应用系统在医院的普遍应用，促进了医院管理的现代化，提高了工作效率，推动了医院医疗、教学、科研、管理工作的快速发展。

五、医院信息管理

医院信息管理是指医院对内部和外部各种信息进行收集、加工、存储、传递、检索及利用，通过科学处理信息，建立管理信息和情报资料的管理系统，以开发信息资源，使信息为医疗及管理服务。医院信息管理是医院现代化管理的客观要求，其过程就是利用现代信息和通讯技术来改造医院业务流程中的主要环节，从而提高管理效率，达到医患之间、院科之间、科科之间、医护之间等的信息分享、协调和合作。

20 世纪 80 年代，随着计算机的升级、计算机语言的普及和网络操作系统的推广，一些医院开始建立小型的局域网络，并开发出基于科室的小型网络管理系统，如药房管理、收费管理等。20 世纪 90 年代，大型数据库的日益盛行，完整的医院信息网络管理系统的实现成为可能，一些有技术力量、条件成熟的医院开始开发适合自己医院的医院信息系统。

进入 21 世纪以来，全国各大型医院陆续开发出适合自身需要的有一定规模的医院信息系统，有全院性的，也有局部性的，如住院患者管理信息系统、门诊患者管理信息系统、医院药品管理信息系统、病案首页管理和医疗统计系统、病房护理管理信息系统、医学图像储存与传输系统（PACS 系统）、检验科信息系统、放射科信息系统等，有效地促进了医院管理水平的提高，产生了一定的社会效益和经济效益。

（一）医院信息的收集和传输

医院信息的收集必须注重被收集的原始信息的全面性和可靠性，以保证信息本身的价值。

医院信息经过传输构成了医院与外界及医院内部部门之间的信息传递，从而形成医院的信息流。医院信息的传递方式，一般有以下几种。

1.口头传递

简捷但易发生差错及查无凭证。

2.文书传递

准确且可以备查，常可用作法律根据和科学研究，包括各种申请单、联系单、诊疗处置单、诊疗记录、医嘱单、各种文件、单据和报表等，各种单据文书的设计与撰写都应科学明确，以便于传递和执行。

3.图标图像传递

简单且一目了然。

4.声像设备信息传递

用电话、对讲机、呼叫设备，以及录音、录像和幻灯等传递信息，既迅速方便又形象直观，是医院信息传递的必备工具。

5.计算机信息传递

是高效的现代信息传递方式。

（二）医院信息的存储、利用和反馈

把经过加工处理的信息按某些要求分门别类地存贮起来，便于以后参考备查，如病案资料和档案等。信息经过收集加工、处理和传递，到接受者手中方可利用。为了便于寻找自己所需要的信息，要对信息进行检索。因此，需要建立一套信息检索的方法，如病案索引、文献资料索引等。

信息的反馈，即将各种加工处理好的信息，通过一定的方式送到需要者的手中，被需要者利用的过程。

（三）医院信息的处理

医院的部门基本可分为执行医疗信息处理的部门（如医院的临床部门和辅助诊疗部门）和管理信息处理的部门（如职能科室、病案统计资料管理部门）。

1.信息处理的要求

信息处理必须符合及时、准确、适用、通畅的要求，即执行信息处理的工作人员必须有严格的时间观念；同时要求必须如实反映情况，没有准确的信息，势必贻误诊断；在此基础上信息要有用，要符合实际需要，收集者要去粗存精、去伪存真地对信息进行加工处理；另外，信息流通不受阻挡必须要有健全的规章制度、工作程序来保证。

2.信息处理的方式

医院信息处理的方式主要有三种：文书、口头和电子计算机。

第二节　医院信息系统

一、医院信息系统的含义

医生的临床诊疗过程实际就是将患者的信息进行收集、加工与决策的过程。直接的问诊、观察、体检及医疗仪器设备的检查结果等都是信息，医生在综合分析之后可以做出疾病的诊断。医院的医疗、教学、科研和管理等相关信息也处于不间断的收集、汇总、加工、分析、处理、决策的循环过程。因此，医院信息总体可分为临床信息与管理信息两大类，由此产生的临床医疗信息系统（CIS）和医院管理信息系统（HMIS）共同构成了完整的医院信息系统（HIS）。

卫生部信息化工作领导小组办公室于 2002 年 2 月发布了《医院信息系统基本功能规范》的修订说明，其对医院信息系统（HIS）的定义是利用计算机软硬件技术、网络通讯技术等现代化手段，对医院及其所属各部门的人流、物流、财流进行综合管理，对在医疗活动各阶段中产生的数据进行采集、存贮、处理、提取、传输、汇总、加工生成各种信息，从而为医院的整体运行提供全面的、自动化的管理及各种服务的信息系统。医院信息系统是现代化医院建设中不可缺少的基础设施与支撑环境。

《医院信息系统基本功能规范》对各级医院的信息化建设起到了很好的指导作用，也是评估医院信息化建设程度的基本标准。该规范首先强调了数据、数据库、数据字典编码的标准化。数据是科学实验、检验、统计等所获得的和用于科学研究、技术设计、查证、决策等的数值。也是进行各种统计、计算、科学研究或技术设计等所依据的数值。数据库是依照某种数据模型组织起来并存放在二级存储器中的数据集合。这种数据集合具有如下特点：尽可能不重复，以最优方式为某个特定组织的多种应用服务，其数据结构独立于使用它的应用程序，对数据的增、删、改、查由统一软件进行管理和控制。数据库由文件管理系统发展而来，是数据管理的高级阶段。数据字典是一种用户可以访问的记录数据库和应用程序源数据的目录，是数据流图上所有的成分的定义和解释的文字集合，分为主动数据字典和被动数据字典。

数据库数据字典是每个数据库的中心，用户可以用 SQL 语句访问数据库数据字典。编码是计算机编程语言的代码，是信息从一种形式或格式转换为另一种形式的过程。用预先规定的方法将文字、数字或其他对象编成数码，或将信息、数据转换成规定的电脉冲信号。编码在电子计算机、电视、遥控和通讯等方面广泛使用。对医院信息系统而言，数据、数据库、数据字典编码的标准化是最基本的管理要求。

医院信息系统的主要标准在于其实用性，即应该符合现行的医院体系结构、管理模式和运作程序，能满足医院一定时期内对信息的需求。作为现代医院管理工作中不可缺少的重要组成部分，医院信息系统能对提高医疗服务质量、工作效率、管理水平及为医院带来一定的经济效益和社会效益产生积极的作用，同时医院信息系统建设必须按照国家法律法规有序发展。另外，为使医院信息系统适应各项新技术的发展及改革的需要，增加了与医保系统、社区医疗系统、远程医疗系统及各级卫生行政主管部门的接口，为医院信息系统融入整个社会信息系统的发展奠定了基础。医院信息系统的各分系统既相互关联，又各成体系，功能规范、编排格式统一。医院信息系统是一个综合性的信息系统，功能涉及国家有关部委制定的法律、法规，包括医疗、教育、科研、财务、会计、审计、统计、病案、人事、药品、保险、物资、设备等。医院信息系统不是简单地模拟现行手工管理方法，而是根据医院管理模式采用科学化、信息化、规范化、标准化理论设计建立的。在建设医院信息系统前，医院必须首先规范自身的管理制度及运行模式。医院信息系统建立的过程，应是医院自身规范管理模式和管理流程，不断提高工作效率、完善工作机制的过程。

二、医院信息系统的内容

根据数据流量、流向及处理过程，将整个医院信息系统划分为五个部分：

（一）临床诊疗部分

主要以患者信息为核心，将整个诊疗过程作为主线，医院中所有科室沿此主线展开工作。随着患者在医院中每一步诊疗活动的进行，医院信息系统产生并处理与诊疗有关的各种诊疗数据与信息。诊疗活动由各诊疗相关工作站完成，工作站将其临床信息进行整理、处理、汇总、统计、分析等。该部分包括：门诊医生工作站、住院医生工作站、护士工作站、临床检验系统、输血管理系统、医学影像系统、手术室麻醉系统等。

（二）药品管理部分

医院的药品从入库到出库直到患者的使用，贯穿于患者整个诊疗活动的复杂流程中。主要处理药品相关的所有数据与信息，分为两部分：基本部分包括药库、药房及发药管理；临床部分包括合理用药的各种审核及用药咨询与服务。

（三）经济管理部分

是医院信息系统中的最基本部分，与医院所有发生费用的部门有关，处理的是整个医院各有关部门产生的费用数据，并将这些数据整理、汇总、传输到各自的相关部门，供各级部门分析、使用，并为医院的财务与经济收支情况服务。包括门急诊挂号，门急诊划价收费，住院病人入、出、转院，住院收费、物资、设备，财务与经济核算等。

（四）综合管理与统计分析部分

主要包括病案信息的统计分析、管理和医院所有数据汇总、分析、综合处理，以供领导决策使用，包括病案管理、医疗统计、院长综合查询与分析、病人咨询服务等。

（五）外部接口部分

随着卫生事业的发展、医疗改革的深入，医院信息系统已不是一个独立存在的系统，它必须与社会医疗卫生相关系统互联。因此，这部分提供了医院信息系统与医疗保险系统、社区基本医疗服务系统、远程医疗咨询系统等接口。

三、医院信息系统的开发、运行与维护

（一）信息系统的开发

医院信息系统的开发包括以下技术环节并应有详细资料提供：总体设计报告、需求分析说明书、概要设计说明书、详细设计说明书、数据字典、数据结构与流程、测试报告、操作使用说明书、系统维护手册等。

（二）信息系统的运行

医院信息系统运行的基本要求是：操作系统、数据库及网络系统必须安全、稳定和可靠，开发单位应提供该方面的保证，并提供技术培训、技术支持与技术服务。

（三）信息系统运行的维护与管理

系统在运行过程中，必须建立日志管理、各项管理制度及各种操作规程。系统维护应包括工作参数修改、数据字典维护、用户权限控制、操作口令或密码设置和修改、数据安全性操作、数据备份和恢复、故障排除等。

四、数据、数据库及其设计和使用

（一）医院数据

医院信息系统是为采集、加工、存储、检索、传递病人医疗信息及相关的管理信息而建立的人机系统。其数据必须准确、可信、可用、完整、规范及安全可靠。数据的安全性、保密性应符合国家的有关规定：《中华人民共和国计算机信息系统安全保护条例》《中华人民共和国保守国家秘密法》《中国计算机安全法规标准》。自 2010 年 4 月 1 日起施行的《电子病历基本规范》明确要求："电子病历系统应当为操作人员提供专有的身份标识和识别手段，并设置相应权限；操作人员对本人身份标识的使用负责。""医务人员采用身份标识登录电子病历系统完成各项记录等操作并予确认后，系统应当显示医务人员电子签名。"但目前绝大多数医院用纸质病历仍然与电子签名的电子病历共同保存，有的医院还未实行电子签名。

（二）医院数据库

是以病人医疗数据为主，并包括相关的各种费用数据及各类行政管理、物资管理等数

据的完整集合。数据库应包含医院全部资源的信息，便于快速查询、数据共享。数据库管理系统的选择应依据医院数据量的大小、医院的经济实力及医院今后的发展规模来确定。

（三）数据库的设计和使用

必须确保数据的准确性、可靠性、完整性、安全性及保密性。在网络环境下，需要使用多种技术手段保护中心数据库的安全。必须符合"医院信息系统数据技术规范要求"，数据输入、数据共享、数据通信、数据交换、数据备份、数据恢复、数据字典编码标准均应符合我国法律、法规、规章的规定。

五、系统保密与安全防范

医院信息系统必须有严格的权限设置功能，但设置又应尽可能灵活。同时系统应具备保证数据安全的功能，对重要数据，系统只能提供有痕迹的更正功能，预防利用计算机犯罪。对重要数据资料要遵守国家有关保密制度的规定。从数据输入、处理、存储、输出严格审查和管理，不允许通过医院信息系统非法扩散。对重要保密数据，要对数据进行加密处理后再存入机内，对存储磁性介质或其他介质的文件和数据，系统必须提供相关的保护措施。

第三节　医院病案信息管理

一、病案信息管理相关概念

（一）病历与病案

病案即病历档案，古代也称诊籍、医案或脉案。根据 2013 年 11 月 20 日卫生计生委、国家中医药管理局批准实施的《医疗机构病历管理规定》（2013 版）对病案的定义："目前公认的概念是从病历资料建立之时起到整理归档之前称为病历；病历转交到病案室并经病案管理人员整理后归档即成为病案""病历是指医务人员在医疗活动过程中形成的文字、符号、图表、影像、切片等资料的总和，包括门（急）诊病历和住院病历。病历归档以后形成病案"。因此，病案是指医务人员记录疾病诊疗过程的文件，它客观、完整、连续地记录了病人的病情变化、诊疗经过、治疗效果及最终转归，是医疗、教学、科研的基础资料，也是医学科学的原始档案材料，由医疗机构的病案管理部门按相关规定保存。按照病历记录形式不同，可区分为纸质病历和电子病历。电子病历与纸质病历具有同等效力。

另外，随着家庭医师制度、区域医疗保健体系的建立，通过家庭医师或社区卫生中心（站）的初步诊疗、健康检查、记录个人健康历史，补充了医院接诊前和医疗后病人的健康信息，形成了完整的个人健康档案，也属于病案的范畴。

（二）病案信息

病案是医疗信息的集成，病案资料本身具有信息的特征，可以直接为临床医疗服务；经过加工还可以获取管理信息，从而为临床研究、流行病学研究提供服务；也可以为案例教学、医院管理、医疗保险支付及医疗纠纷处理等提供依据。

（三）病案信息管理

根据《医疗机构病历管理规定》（2013版）规定："医疗机构应当建立健全病历管理制度，设置病案管理部门或者配备专（兼）职人员，负责病历和病案管理工作。医疗机构应当建立病历质量定期检查、评估与反馈制度。医疗机构医务部门负责病历的质量管理。"病案管理是用科学规范的管理方法，对病案资料进行回收、整理、装订、编号、归档等工作。病案信息管理是对病案记录的内容进行深加工，提炼出有价值的信息并进行科学的管理，建立索引系统，对病案中的有关资料进行分类加工、分析统计，并对病案资料的质量进行监控，向医院相关人员提供卫生信息服务。

二、病案信息管理的内容

病案信息学是20世纪90年代发展起来的一门医院管理方面的实用性的边缘学科，是研究病案资料发生、发展、信息转化、信息传递、信息系统运行规律的学问。

病案信息管理是医疗质量管理的重要环节，是医院管理的基础。病案信息管理工作主要是在标准化基础上的质量控制工作。首先要制订病案信息质量管理的目标，建立质量标准，完善各项规章制度，进行全员病案质量教育，建立指标体系和评估体系，并且定期评价、总结工作，反馈意见。因此病案信息管理对于促进医院的医疗技术和服务水平有着十分重要的作用。病案信息质量管理的主要内容是：建立完善的四级病案质量监控组织（临床科室、医务管理部门、病案科、病案质量管理委员会）。

（1）监督法律法规的落实，保证医疗信息资料的质量，保障病人的合法权益不受侵犯，尊重病人的知情权，保护病人的隐私权，保障医护人员的正常工作秩序和合法权益。

（2）监控病案书写质量，主要是病案书写的及时性、完整性和准确性。

（3）监控病案管理质量，重点是病案管理各个环节的及时、完整、准确和有效，相关法律法规与制度的实施、病案人员的资质等。

（4）病案信息资料的完整与及时是保证病案的使用价值和信息的时效性的重要前提。另外，管理的内容还包括服务态度、语言、环境与措施等。

三、病案信息管理的技术与方法

（一）建立病历编号制度

《医疗机构病历管理规定》（2013版）规定："医疗机构应当建立门（急）诊病历和住院病历编号制度，为同一患者建立唯一的标识号码。已建立电子病历的医疗机构，应当将病历标识号码与患者身份证明编号相关联，使用标识号码和身份证明编号均能对病历进行检索。门（急）诊病历和住院病历应当标注页码或者电子页码。"这项规定为病案信息采集，以及对其进行加工整理、统计分析和提供利用奠定了基础。

这是编号管理方法中的"一号集中管理制度"（简称"一号制"），适用于采用整体制的病案系统，其做法是门诊及住院病案统一使用一个编号，患者第一次来院就诊时所编定的顺序号，称为"病案号"，这一号数的病案则为这一患者在该院就诊终生使用的唯一病案。如果条件允许，还会将放射、病理、心电图号等均以病案号为基础统一编号，更可简化手续，避免号码交叉混淆，有利于最大限度地保持病案资料的整体性和连续性。

此外还有"两号集中管理制度"（简称"二号集中制"）和"两号分开管理制度"。"两号集中管理制度"，即门诊和住院病案分别编号，门诊患者使用门诊病案号，如果一个患者住院就再给一个住院病案号，其门诊病案并入住院病案内，以前所使用的门诊病案号不再使用。患者出院后，来门诊复查或再次住院时，均使用住院病案号。这种编号方法，也是把病案集中于一种编号内管理，保持了病案的完整性、连续性；且门诊、住院两种病案容易区分，便于存放、有利于科研使用。其缺点是工作复杂化，容易发生号数混乱，增添了很多改号手续，稍有疏漏即会给患者和今后工作带来不便。

"两号分开管理制度"，即门诊、住院采用两个编号，病案分开管理。多适用于建筑形式过于分散，医院与门诊相距较远，统一集中管理和供应均感不便的医院。这种管理制度的优点是提供科研、教学使用的住院病案，不会影响门诊使用门诊病案；其缺点是破坏了病案资料的完整性，对医、教、研使用病案都有一定影响。为弥补这一缺点可采用互相摘要的办法，即当患者出院时经治医师复写一份出院记录或病历摘要转入门诊病案。

为使宝贵的资料完整地保存下来，不少医院将采用的"一号集中管理制度""两号集中管理制度"改为"一号分开管理制度"和"两号分开管理制度"，以避免住院病案丢失。

对病案进行编号，目的是便于管理。大量的病案利用编号法进行登记、编制索引、排架管理，是保证迅速、准确提供资料，满足各种要求最简捷的办法。用编号制管理病案可以说是科学管理的基础，已被多年实践所证实。但出于不同原因，在编号的使用上，有些单位采用了冠年或加字的办法。其主要有两个目的：一是易于掌握每年新病案发展的情况；二是控制编号数码的位数，不使位数过多。如冠年号法 2008-00001，2009-10001；加字头法 A-10001，B-10001 等。为达到上述目的，一般认为确实没有必要在病案号前加上字头或年号。如欲了解病案发展状况，只要把年末的病案号与年初新建的病案对照，即可算出本年新病案的增加数。为避免数字过长，采取冠年号的办法在没有启用编号之前就扩大了两位数字。至于更换字头把病案号控制在万数内，这种方法更是弊多利少，字头的更换不被人理解，更换越多越会造成工作的混乱。两者的弊病均有实际教训。至于病案号数超过六位达到百万怎么办？经验证明经常变换使用的数码不过五、六位数，七位数字（达到百万）的前一、二或三位变化不大，填写使用较冠年号加字更为自然。现国内外经常使用的数码中，七位数字并不罕见。

（二）运用病案管理系统

病案管理系统是对病案相关信息及病案室（科）工作进行管理的系统，它的主要内容有：病案首页管理；病案号索引管理；病案的借阅；病案的追踪；病案质量控制和病人随诊管理。病案管理系统必须符合国家和地方有关法律、法规、规章制度的要求，如卫生计生委制定的病案首页及病案填写相关标准等。

（三）执行国际标准的疾病分类法

医学信息的标准化是特指信息标准化在医学领域的具体应用。依据目前国际上通用的疾病分类方法，按照世界卫生组织的统一标准，将疾病名称转换成字母和数字形式的代码，来实现国际交流、医学科研检索、统计分析等功能，实现信息化管理。目前广泛使用的是国际疾病分类第 10 次修订版"疾病和有关健康问题国际统计分类"，简称 ICD-10；及"手术操作分类"，简称 ICD-9-CM-3。它不是一病一码，而是一组病一码，因此容易实现完整性并易于维护，具有实用性。

（四）充分运用信息化手段

随着信息管理自动化的发展，病案信息管理运用现代化技术大大提高了管理水平和病案信息的利用率。主要采用了缩微技术、数字影像病案技术、IC 卡技术、录音听打技术、条形码技术等。

（五）电子病案

由卫生部颁发的 2010 年 4 月 1 日起试行的《电子病历基本规范》明确指出："电子病历是指医务人员在医疗活动过程中，使用医疗机构信息系统生成的文字、符号、图表、图形、数据、影像等数字化信息，并能实现存储、管理、传输和重现的医疗记录，是病历的一种记录形式。使用文字处理软件编辑、打印的病历文档，不属于本规范所称的电子病历。"该规范还提出了电子病历相关的要求、条件和管理规定，使电子病（历）案在各级医院推行得到了保障。

1.电子病历的管理部门与职责

医疗机构应当成立电子病历管理部门并配备专职人员，具体负责本机构门（急）诊和住院电子病历的收集、保存、调阅、复制等管理工作，应当保证医务人员可随时查阅到完整的病历资料。

2.电子病历的归档与保管

门（急）诊病历记录以接诊医师录入确认即为归档，归档后不得修改。住院电子病历随患者出院经上级医师于患者出院审核确认后归档，归档后的电子病历采用电子数据方式保存，必要时可打印纸质版本，打印的电子病历纸质版本应当统一规格、字体、格式等，归档后由电子病历管理部门统一管理。

3.电子病历的保存方式

目前虽然还不能电子化地植入材料条形码、知情同意书等医疗信息资料，但可以采取措施使之信息数字化后纳入电子病历并留存原件。电子病历数据应当保存备份，并定期对备份数据进行恢复试验，确保电子病历数据能够及时恢复。当电子病历系统更新、升级时，应当确保原有数据的继承与使用。

4.电子病历的安全保密制度

医疗机构应当建立电子病历信息安全保密制度，设定医务人员和有关医院管理人员调阅、复制、打印电子病历的相应权限，建立电子病历使用日志，记录使用人员、操作时间和内容。未经授权，任何单位和个人不得擅自调阅、复制电子病历。

5.电子病历的使用权限

医疗机构应当受理下列人员或机构复印或者复制电子病历资料的申请：①患者本人或其代理人。②死亡患者近亲属或其代理人。③为患者支付费用的基本医疗保障管理和经办机构。④患者授权委托的保险机构。⑤公安、司法机关。医疗机构可以为申请人复印或者复制电子病历资料的范围按照我部《医疗机构病历管理规定》执行。同时应当在医务人员按规定时限完成病历后方予提供。复印或者复制的病历资料经申请人核对无误后，医疗机构应当在电子病历纸质版本上加盖证明印记，或提供已锁定不可更改的病历电子版。发生医疗事故争议时，应当在医患双方在场的情况下锁定电子病历并制作完全相同的纸质版本供封存，封存的纸质病历资料由医疗机构保管。

四、病案信息管理的作用

（1）病案信息是临床实践的原始记录，是患者的保健参考资料，是医务人员对疾病正确诊断和决定治疗方案的重要依据。

（2）病案信息对临床研究与临床流行病学研究具有备考意义。临床研究是对案例的研究，临床流行病学是对案例相关性的研究，对疾病在家族、在人群流行、分步的研究。有计划地收集相关信息，建立完备的索引系统，形成病案资料，扩大了医学研究的范围，增强了所获得结论的准确性，促进了医学的科学发展。

（3）病案信息对医学教学来说就是一本活的教科书，是一篇系统的临床情况的真实记录，可反映出整个病例的全貌，尤其是一些有教育意义的典型病例和某些疑难或稀有病例的病案，更是生动的示教材料，它的示教意义有时远高出教科书和直接检查患者。医院定期的病案研讨会，也是对实习医师、住院医师最切实际的临床医学教育。

（4）病案信息是医院管理中最重要的信息资料，是监督和检查全院工作、进行科学管理的可靠依据，对医院制订管理目标、评价管理质量有重要的意义。

（5）病案信息在基本医疗保险、商业医疗保险的医疗付款方面起凭证作用。

（6）由于病案信息是病情和诊疗全过程的客观原始记录，所以有些医疗纠纷、伤残处理、社会上的一些诉讼案件，以及某些个案调查，都要以病案的记录作为评议、处理或判明责任的根据，具有重要的法律作用。在病案中，有一系列的患者或家属签字文件，如住院需知、手术同意书、危重病情通知书等，这些具有患者或患者家属签字的文件赋予医院某种权力，它具有法律作用。除了患者及家属签字文件外，病案记录的本身也是具有法律意义的文件，它记录了医务人员的诊治过程，在新的法律条文"举证倒置"的要求下，一旦患者向法庭起诉医院并涉及病案时，医院必须向法院提供病案记录，提供医院"无过错"的证据。如果病案记录不恰当、不完整、不准确、有不合法的修改等，在法庭上都将是不利的证据；提供不出病案，后果则更为严重。

（7）历史资料记录。病案信息记录了患者的健康历史，记录了一个医院的发展史，也记录人类对疾病的抗争史，同时病案信息也可反映某一历史时期的医学事件。病案信息记载了每个患者的疾病情况、诊疗方法和效果。各种疾病治疗方法的改进、发展，对医学科学和人民卫生保健事业来说，无疑是宝贵的历史资料。如某一时期北京某医院的病案记录统计表明，日本对华使用细菌战期间，北京地区霍乱病例明显增加。

五、病案信息管理的任务

（1）负责集中管理全院病案，配合临床、教学、科研有计划地做好各项资料相关工作。

（2）按时收取出院（包括死亡）患者的全部案例；负责出院患者病案的整理、核查、登记、索引编目、装订及保管工作。

（3）负责临床、教学和科研及个别调阅案例的供应和回收工作。

（4）负责办理院际病案摘录和经过医务管理部门同意的来调接待工作。

（5）配合统计人员做好有关统计资料的整理分析。

（6）把好病案书写质量的初查关，促进病案书写质量的不断提高。

（7）切实做好病案储藏室的安全和对病案内容的保密工作，根据医疗、教学、科研工作需要，配合做好随诊工作。

（8）做好制订和增印医疗用表式样印刷前的审核工作。

（9）认真制订病案管理各项规章制度等。

六、医院病案的组织管理

医院的医疗活动产生了大量信息并分散在各临床和医技科室，必须有计划地收集、整理才能形成完整的病案。病案组织管理工作与病案技术管理和病案质量管理相互依存、相互制约、相互促进。病案资料积累越多，信息内容越丰富，信息流的作用越强，反馈的强度越大，反映的病案质量也就越高。只有周密地组织，才能达到以病案信息指导医教研实践，以管理贯穿医教研，在提高医教研质量的同时提高病案质量，形成循环往复、周而复始的良性循环。

（一）病案管理委员会

病案书写质量反映着医疗单位的医疗质量和管理水平，病案书写与病案管理涉及医院的多个部门，如何写好病案记录，全面完整地收集和整理，并非单纯行政管理，更需要专业人员共同管理。因此，二级以上医疗机构应设立病案管理委员会，作为学术组织监督和指导临床病案书写和管理工作，提高医疗质量和学术水平。

病案管理委员会由医院院长、临床科室、护理、医技、职能处室的专家及病案科主任组成，主任委员可由业务院长担任，主要负责监督病案书写和病案管理有关规定的执行情况，指导各级医师规范书写病历，用好病案。一般情况下，病案管理委员会每季度召开一次会议，讨论有关病案书写和病案管理中存在的问题，形成的决议报院领导批准后成为医院工作的决定。病案科主任为委员会的委员兼秘书，负责执行委员会的决定，病案科为病案管理委员会的办事机构，病案科主任可随时将有关病案管理的重大问题提请病案委员会主任召开委员会议讨论，病案科主任应定期向病案委员会做工作报告。

病案管理委员会的职责和功能主要是：调查了解病案书写、病案管理存在的问题，提出解决方案；定期听取病案科（室）对病案管理情况的报告；建议、制订有关病案管理的规章制度，监督病案管理制度及医院决议的实施情况；审核申报的新的病案记录内容、项目、格式的报告；组织病案书写及有关事项的教育培训，指导监督各科室执行病案书写及病案管理的相关规定；负责病案表格的管理；审核及批准新制定的病案表格；协调和加强病案科与各科间的联系，推进相互间的密切协作；定期向院领导汇报病案委员会工作。

（二）病案科（室）

病案科（室）集中统一管理着整个医院的病案，与医院各个部门都有广泛的联系。卫生部颁发《全国医院工作条例、医院工作制度与医院工作人员职责》规定，医院必须建立病案科（室），负责全院（门诊、住院）病案的收集、整理和保管工作。病案科（室）在医院中既有业务管理的职能又有行政管理的职能。

1.病案科（室）的职责与功能

贯彻执行相关法律规定；贯彻执行本单位病案管理工作的各项规章制度，制订科室合理的工作流程及每个岗位明确的工作描述，如岗位名称、工作内容与标准、工作目标；做好病案资料的收集、整理、归档、存储、借阅供应、分类编码、质量监控、索引、随访登记；为医疗、科研、教学和满足社会需求提供信息服务；依法收集医院统计数据并进行统计分析，提供各级各类信息和统计报表；负责各种医疗记录表格的管理与审定；建立病案管理的信息网络，开展病案管理的科学研究；负责病案管理人员的专业培训，提高病案管理人员素质和业务水平。

2.病案管理人员配备标准

病案管理是一门涉及多学科的边缘学科，病案管理人员既要掌握一定的基础和临床医学及医院管理学知识，还必须掌握疾病分类、手术操作分类、计算机、统计学、病案管理学专业知识，具有较高的计算机应用能力。病案管理人员的聘用应以卫生信息（病案）管理专业出身，并取得病案管理专业技术职务任职资格者为首选。此外，还需配备精通计算机软硬件的技术人员，以做好日常的维护工作，保证系统的正常运行。若医院此部分功能外包给软件公司，则计算机工程师可以不配备。

病案科（室）的人员编制既要考虑医院的医疗、教学、科研任务，也应考虑医院病床规模和病案储存数量。发达国家医院病床与病案管理人员的配备比例一般为15：1～16：1。近年来随着医学科学和信息技术的发展，病案内容日趋复杂，病案管理要求建立更多的索引系统、分类编码等，以丰富的病案内涵向多方面提供有价值的信息；还要做好接待患者和外界的咨询、来访，参与医院的经营管理、质量控制等工作，病案科人员的工作负担逐渐增大。目前病案科（室）人员编制的基数为不足 100 张病床的医院不应少于 3 人，病床与病案管理人员合理的配比应为 40：1～50：1。保管门诊病案的医院，日平均使用病历每200 份应设病案管理人员 3 名，每增加 100 份门诊病案使用量增加 1 名病案管理员。

（三）病案保存期限

住院病案原则上应长期保存，对门诊病案则没有具体规定，因此病案的销毁处理应持审慎态度。从积累资料的观点出发，病案保留的时间是越久越好。病案除了为医疗、教学、科研提供了大量丰富资料外，同时对研究医学发展和社会历史状况都具有参考价值。然而，所有的病案并不都有同等保存价值，应当有选择地处理销毁，一般先销毁 30 年以上的病案。应长期保存的病案有：作为医学史的珍贵资料的一些标志着医学进展的病案记录；具有医疗、教学、科研价值的或某些伟人的病案；作为难得的医疗教学资料的疑难病例、典型病例、罕见病例的病案。对于无参考和实用价值的病案，做好登记后予以销毁。在决定销毁之前，应采取过滤的办法，将近期又来复诊的病案挑选出来，暂不处理。

随着医院病案存储量的不断增加，场地日益紧张，现在已出现专门为医院代为保管病案的公司，以计算机远程监控管理，也可以网上调阅病案，受到部分医院的欢迎。

第四节　医院统计管理

一、医院统计管理概述

（一）统计学和医院统计的含义

统计学是运用概率论和数理统计的原理、方法，通过对数字资料的收集、整理、分析和推断，掌握事物客观规律的学科，是认识社会和自然现象数量特征的重要工具。正确的统计分析能够帮助人们正确认识客观事物的规律性，做到心中有数，有的放矢地开展工作，提高工作效率。

医院统计是运用统计学的原理和方法，准确、及时、系统、全面地反映医院工作数量、质量和效果的活动，为医院管理者了解情况、做出决策、指导工作、制订和检查计划执行情况等提供统计依据。

（二）医院统计工作的性质和作用

医院统计是卫生服务统计的重要组成部分，是为医院科学管理服务的，是管理的科学化和精细化的必要手段，它能够反映医院疾病防治工作情况、描述医院医疗服务活动的内在规律、分析和评价医疗服务质量和效益，指出医疗服务工作中存在的问题并提出改进措施。医院统计为医院领导贯彻执行国家卫生工作方针政策，制订和检查医疗工作计划，合理地分配和利用医疗卫生资源，不断提高医疗服务的社会效益和经济效益，深入开展医院教学和科研工作，不仅起到信息服务作用，而且起到咨询和监督作用。

（三）医院统计工作的主要任务

（1）认真贯彻国家卫生工作方针政策，严格执行《中华人民共和国统计法》、卫生统计工作制度和报表制度。准确、及时、全面地执行上级卫生行政部门布置的医院统计调查任务，为上级卫生行政部门掌握医疗服务和卫生资源利用情况，了解医疗服务的社会效益、军事效益和经济效益，提高医院宏观管理水平，提供科学的依据。

（2）为医院领导总结和检查工作，掌握各科室工作进度，制订医疗工作计划，提高医疗质量和效益，改善医院管理，提供以医疗服务为主的各项工作的综合统计信息。

（3）运用统计理论和方法，观察和研究人群中各类疾病的发生、发展、变化及分布规律，为医疗、预防、保健、教学和科研工作提供数据。

（4）利用医院统计资料开展统计分析，进行定期或不定期的专题调查，写出专题调查报告，实行统计咨询与统计监督。

（5）将收集到的各科室工作数、质量指标，经过整理分析，定期或不定期地系统地反馈到科室，使科室既能了解自己完成工作的情况，又可横向对比其他科室的工作情况。

（四）医院统计部门的设置、人员编制和职责

（1）医院统计是医院信息系统的要素之一，应设置在医院信息部门内（如信息管理科）。卫生部《关于贯彻执行国务院〈关于加强统计工作充实统计机构的决定〉的通知》中规定："床位300张以上和设有研究所的床位300张以下的各类医院，配备专职统计人员2～4人。未设研究所的床位300张以下的各类医院应配备兼职统计人员1～2人（不包括病案管理人员）。"

（2）医院统计人员的职责包括：①负责医院各种统计资料的收集、登记、整理、分类和保管。②督促各科室做好医疗登记、统计并给予指导和帮助。③定期进行医疗工作效率和医疗质量的统计分析，并向领导汇报。④根据上级规定，及时做好各种统计，核对准确、完整，经院领导审签后按时上报。⑤汇集保管有关医学统计资料。⑥负责全院医疗、护理表格的印刷、保管和分发工作，并经常了解科室使用情况和意见。

（五）医院统计工作相关法规与制度

（1）《中华人民共和国统计法》规定，为了保障统计资料的准确性、客观性和科学性，各级统计部门、各行各业必须认真贯彻执行统计法规，对虚报、瞒报、伪造、篡改统计数字者，一定要依法严肃处理。为了保证医院统计工作的质量，医院统计部门必须制订严格的工作制度：①根据医院现代科学管理和填报报表的需要，规定医院内部使用报表的种类、

格式、上报程序及期限。②对报表中名词的含义及指标的计算公式，除上级已有规定以外，做出补充规定。③拟定主要医疗文件格式、登记簿及通知单等，结合医疗工作程序，规定填报、统计和归档程序。④登记、统计及报表的检查、审查制度；资料的管理、使用及汇编等制度。

（2）医院统计工作人员必须坚持实事求是的原则，如实反映客观实际，保证统计数字准确、可靠；要主动为管理层提供统计资料，根据医院改革、中心工作、存在的主要问题和出现的新问题、新情况及时进行调查研究、分析预测，为科学决策提供有用的信息。另外，统计资料在完整的基础上，做到信息配套：宏观+微观、纵向+横向、定量+定性、定期+典型、专题等形式。

二、医院统计工作的程序和内容

医院统计工作的程序可分为统计资料的收集、整理、分析和应用四个步骤，各步骤内容如下。

（一）统计资料的收集

按照统计任务和目的，运用科学的调查方法，有组织地收集资料，这是统计工作的基础。所收集的应是丰富而非零碎、准确而非错误的原始资料，其来源主要是：医疗工作原始记录的报告卡，统计报表和专题调查。

1.医疗工作原始记录和登记

病案资料和各科室根据登记制度记录的各种原始登记等。病案（门诊、住院病历）是收集医院统计资料的主要依据，尤其是住院病案首页。为便于首页内容输入计算机进行统计分析，应对有关项目进行合理、科学的编码，如疾病诊断名称采用国际疾病诊断分类编码（ICD-10）、手术名称编码采用手术分类编码（ICD-9-CM-3）。另外，还要建立科室和医师编码。

2.填写统计报表

在全院各科室建立月报制度（某些科室须建立日报制度），应有统计数字及相应文字说明，以便于了解情况和统计分析，包括工作成绩、存在问题、病人反映、建议意见等。

3.专题调查

医院管理人员针对某些问题可作专题调查，以定期或不定期的全面调查、抽样调查、重点调查、典型调查等方式进行。收集医院统计资料时，无论采用何种形式都要求认真填写原始资料，严格按照规定的表格内容、标准、完成时间等，必要时进行复查核实。这样的数据才能作为整理、分析时的依据。

（二）统计资料的整理

原始资料只表明各调查对象的具体情况，零星分散不系统，是事物的表象、某个侧面或外部联系，甚至是和事物的主流或本质完全相悖的假象，只有经过科学的统计整理，才有可能得出正确的分析结论。统计资料整理按调查内容和研究任务的不同，可分为定期统计资料整理、专题统计资料整理和历史统计资料整理。

（三）统计资料的分析

分析统计资料是统计工作的重要步骤，以全面、系统和辩证的思路，结合专业特点，对经整理得到的资料加以研究，做出合乎客观事实的分析，从而发现问题，找出规律，提出符合实际情况的意见。统计人员可从以下几个方面开展统计分析：

（1）调查分析各事物之间相互联系、相互依存、相互影响和相互制约的关系，掌握其发展规律，争取工作的主动权，如分析某手术科室，应考虑其门诊情况、病房床位数量及使用情况、手术室设备条件、科室医师的技术能力和协调情况，其他医技科室的技术力量和设备条件等。对于该科工作的各个环节及存在问题，均需通过统计分析，发现问题，才能找出解决问题的方法，达到预期的效果。

（2）调查分析事物内部构成。如通过掌握门诊各科诊疗人次数构成，各科医师的工作量，分析各科工作能力，有利于解决门诊"三长一短"的矛盾；从医院各类工作人员的构成，分析各类人员结构是否合理等。

（3）调查分析事物的平均值。平均值是一组变量的代表值，反映事物的集中趋势和平均水平。在进行均值分析时，应注意资料的同质性和可比性，若将不同质的事物混在一起，将会得出错误的结论。

（4）调查分析事物的发展动态。密切注意事物的运动变化，观察不同时期的统计指标值，清楚了解不同时期医疗服务的规模、水平和效率。一般两个事物的个别对比，较难准确发现问题，只有通过较长期的数据分析，才能得出较正确的结论。

（5）调查分析计划指标执行情况。以统计数据为依据制定计划指标之后，又要用统计分析手段定期检查和监督计划执行情况，协助医院领导及时调整人力、物力，动员一切有利因素促进计划指标的实现。

（6）统计指标的综合分析。使用多项统计指标，从相关的几个方面，综合分析事物的总体情况。如在分析医院业务收入和医疗费用问题时，需要把经济管理与医疗服务的社会效益综合分析，不能仅考虑经济指标而忽略医疗服务量和医疗质量指标。

（四）统计信息的应用

医院统计工作要为医院领导做好参谋，为决策提供科学依据，同时还要为全院各科室服务，将经过统计处理后的信息，及时反馈给医院各科室，充分发挥监督与指导作用。应用和反馈统计信息的常见形式有：

1.定期分析

按照《医院统计报告制度》规定，统计人员在定期向领导提交常规报表之后，还应提交统计分析报告。要将《医院统计分析报告》尽快送交全院职能科（室）以上的领导参阅，使他们及时了解医院工作动态，研究解决工作中的问题。

2.专题分析

针对医院管理中较为突出的问题，深入各部门调查，正确选择其中的主要矛盾进行集中分析，并提出解决矛盾的建议和方法。

3.统计简报

根据全院人员和医疗工作中发生的重要情况，进行不定期的统计分析。统计简报的时间性强、发布面广，因此要求文字简洁、印发迅速，同时也要注意内容及其影响。

4.统计年报汇编

将医院全年各方面的统计数据汇编在一起，可综合反映医院的医疗服务情况。年汇编每年 1 次，坚持积累下去，既有现实参考意义，又是历史统计资料。汇编不能仅有统计表格和数据，还应该附有适当的统计图和文字分析，做到图文并茂。

三、医院工作的单指标分析

（一）医疗工作质量分析

评定医院医疗质量的主要依据有：诊断是否正确、迅速、全面；治疗是否有效、及时、彻底；有无给患者增加不必要的痛苦和损害等。

1.诊断质量分析

判断诊断是否正确可用的指标为：①临床初诊与确诊符合率（表明患者入院时经治医师的诊断技术水平）。②临床诊断与尸检诊断符合率（是判定临床诊断有无错误的最可靠、最公正的依据，但须在提高尸检率的基础上）。③手术前后诊断符合率（经手术治疗的病例，一般都能在术后得到肯定的诊断，这是判断外科诊断质量的重要依据，应分病种计算手术前后诊断符合率）。判断诊断是否迅速可用指标：病员入院到确诊的平均时间（显示经治医生和上级医生的工作状况及医技科室的配合程度）。诊断是否全面，是指对一位病人全身的主要、次要疾病是否能够全面诊断。若只检出次要疾病而遗漏了主要疾病，属于诊断错误。

在运用上述指标进行诊断质量分析时，应注意下列几点：

（1）任何一个指标只反映一个方面的问题，必须将几个指标综合分析。

（2）分析指标时，不能只看符合率的高低，还要注意不符合的情况，以便找出诊断质量不高的原因，寻求提高诊断质量的办法。

（3）不但要进行总体分析，更要对各类不同疾病分别进行分析。既要分析大量常见的疾病，又要分析少见的疾病。同时也要把一组病例和个案结合起来进行分析，凡尸检诊断与临床诊断不符的病例，都应进行个案分析。

（4）凡初诊待查的病例和确诊时排除疾病，可列为疑诊例数或无对照例数。待查例数多，表示初诊质量低；确诊时排除疾病愈多，也反映初诊水平不高，同时还反映出入院的控制不严或条件过宽。

2.治疗质量的分析

治疗质量的高低，主要表现在治疗是否有效、及时和彻底三方面。反映治疗质量的指标有：

（1）治愈率

是反映治疗质量的重要指标。医院总的治愈率高低，不能全面反映治疗质量的真实情况。因患者的病种、病情、年龄、并发症等情况对治愈率影响很大，因此分病种进行治愈率分析更加客观，也易于医院之间的对比。

（2）病死率

可以从反面反映治疗质量情况，但也应从病种、死亡原因、病情、来院前的治疗质量、年龄等因素综合分析，例如教学医院和三级医院，由于收治疑难和急诊病人多，其死亡率必然较高；相反，某些医院专收慢性病，甚至全年不发生一例死亡。

（3）同一疾病反复住院率

是反映治疗是否有效和彻底的依据之一，必须按病种进行分析。因为有些疾病目前受医疗技术与条件限制，无法控制其反复发作的规律，如溃疡病、慢性肝炎等。同时要注意两次住院的间隔时间，间隔愈近，对评定治疗质量意义愈大；间隔愈远，干扰的因素愈多，也就不容易说明前次治疗质量是否有问题。另外对于因另一疾病或客观原因未治而出院又二次住院的病人，都应分别统计分析，不列入反复住院统计之内，不能一概归于前次治疗质量不高所致。

（4）抢救重危病人成功率

运用这一指标时必须明确"重危病人"的含义和抢救成功的标准。

在运用上述指标进行治疗质量分析时，应注意下列问题：

①对"治愈"的概念要正确掌握，应按照国家出版的诊疗指南或规范制订的标准。对每一种疾病都应制定一个明确的指标，并要求所有医师都按统一的标准判定。

②治疗质量（治愈率、病死率）出现升高或降低，都要具体分析，以便进一步找出原因。因为任何统计指标的变化，如果没有充分具体的理由去论证，就不能得出提高或降低

的结论。

③注重诊疗过程是否给患者增加痛苦和损害的分析：如无菌切口感染率，无菌手术初期愈合率、术后并发症发生率、医院感染率或次数，输血、输液反应率等指标，可以反映医疗环节中的缺陷，虽然不一定导致医疗事故，但却给病人增加不应有的痛苦，是医疗质量差的体现。

（二）医院工作效率分析

运用统计指标分析，可以了解和评定医院人员、设备、技术、物资的利用效率及潜力情况，反映医院管理的成效和问题，对改进医院管理有重要意义。如医院各类人员比例、人数与工作量是否匹配，床位利用是否充分，重要医疗设备的使用是否合理等。而床位的利用情况，则是反映医院工作效率的重要指标。

1.关于床位利用情况分析

"床位"是医院收治病人的基本装备单位，也是医院工作规模的计算单位，是确定医院的人员编制、划拨卫生经费、分配设备和物资等的重要依据。反映床位利用情况的指标主要有：

（1）平均病床工作日

通常以1年（365日）平均每张床位的工作天数来反映床位的使用情况。因修理、消毒或其他原因，每张病床不可能每天都在使用，一般全院以340日为标准时间较为恰当（各科有差别）。如果超过340天，说明床位负担过重，会给医院管理和医疗质量带来不利影响；如果病床工作日过少，则说明病床空闲。

（2）实际床位使用率

它反映平均每天使用床位与实有床位的比例情况。使用率高，表示病床得到充分使用；反之，则说明病床空闲较多。床位使用率一般为90%～93%，超过93%则说明病床负担过重。

（3）床位周转次数

是衡量医院床位周转速度快慢的指标。平均床位工作日和床位使用率，只能说明床位的一般工作负荷状况，还不能表示床位的工作效率情况。而一定时间内周转次数多表明病床利用情况好，病人平均住院天数少。

（4）手术前平均占用病床日

它反映术前诊断、术前准备、手术室规模及管理，此项指标可分病种统计。

（5）平均住院日

目前发达国家平均住院日一般低于 10 天，有的在 5 天左右。相比较而言，我国医院还有缩短住院日的潜力，这也是开发病床资源的一种重要手段。影响住院日长短的环节很多，如确诊是否及时、辅助检查报告是否及时、术前准备是否充分等，现在有些病种可以"日间手术"，这对缩短医院的平均住院日贡献很大。

上述指标既有区别，又相互联系、相互制约。平均床位工作日与实际床位使用率两项指标形式不同。前者用平均数表示，后者用百分数表示，但都是反映床位负荷情况，并受床位周转次数、周转间隔时间的制约。正常情况下，床位每周转 1 次，应有一定的周转间隔。周转次数少、周转间隔长，出现空床的机会就多，平均床位工作天数就少，床位使用率就低。床位周转与出院者平均住院天数成反比。

2.工作量及其比例情况分析

医疗工作量的计量单位主要是病种数、住院人次数、门诊人次数。通过分析病床、住院、门诊和医疗技术科室等方面工作量及其比例情况，反映医院人力、物力和技术效果是否得到正常发挥。工作量越大，表示完成的任务越多；治疗的疑难病种越多，表示发挥技术的效能越高。

（1）住院工作量及其比例情况分析

包括住院人数、各科住院人次数构成比、住院疾病分类及其构成比。住院人数说明医院是否正常地完成收容任务。正常收容人数 = 实有床位数×正常床位使用率×正常床位周转次数。如果实际住院人数等于或高于正常收容人数，说明已完成或超额完成收容任务；如果低于正常收容人数，应找出具体原因。住院疾病分类及其构成比，可以反映医院是否发挥正常技术效能。所谓发挥正常技术效能，系指收治的病种及其数量同医院的技术水平相适应，保证急需和必要住院的病人得到及时住院等。一个技术条件好的医院，如果收容了很多一般慢性病人和轻症病人，占用了大量的床位，就会使较好的技术条件不能得到充分发挥。

（2）门诊工作量及其比例情况分析

包括门诊人次数及各科构成比，门诊疾病分类及其构成比。卫生部规定城市综合医院床位数与门诊人数比为 1：3，超过这一比例，说明门诊工作负荷过重，会给门诊管理和门诊质量带来不利影响。

（3）医疗技术科室工作量及其构成比分析

主要是各医技科室工作量及其内部构成比（如手术室手术次数及大、中、小手术构成比；药剂科的处方数及其中西药处方构成比等）、同临床科室工作量之比（如门诊透视率、门诊处方率、门诊检验率等）。

（4）医疗仪器工作量

包括仪器使用率、仪器的工作日和展开率。

（三）医院各类人员数及其比例情况分析

通过下列指标来分析医院工作人员数及各类人员数构成比：医护人员数分别与床位数、门诊日均人次数、住院人数比。工作人员人均工作量：医师可按每名住院医师负担的床位数、门诊医师每小时门诊人次数计算；病房护士按负担的床位数计算；医技科室按每人负担的床位数计算，也可分别按每人每天的处方数、检验件数、透视人次数、理疗人次数等来计算。

四、医院工作效益的综合评价

医院是多因素相互联系、相互作用的复杂系统。单一统计指标只反映某一局部的数量特征，而不能全面概括整体的综合状况。进行工作效益的综合评价，就是利用对医院工作评价指标体系科学、合理的建立和测量，构造综合评价模型，求得综合评价价值，最后进行比较和排序的统计分析的过程。通过综合评价，可对医院某一方面工作的数量特征有一综合认识，还可对不同医院、不同工作内容之间的综合评价结果进行比较和排序。用统计指标评价医院的工作虽是事后的检查和评价，但它能起到信息反馈和质量控制的作用，符合现代化医院管理的思想。由于评价时主要是根据各指标值的高低为依据，因此，原始数据的真实与准确是做好评价工作的前提条件。

第六章　公共卫生管理

第一节　公共卫生的任务和职能

一、公共卫生的任务

公共卫生的任务可分为六个部分。

（1）预防疾病的发生和传播。

（2）保护环境免受破坏。

（3）预防意外伤害。

（4）促进和鼓励健康行为。

（5）对灾难作出应急反应，并帮助社会从灾难中恢复。

（6）保证卫生服务的有效性和可及性。

二、公共卫生的职能

公共卫生应履行三项职能和十项必需的服务。

（一）评估职能

公共卫生部门要评估社会卫生状况，了解是否有足够的资源来处理所认定的问题。

（1）监控卫生状况和鉴别社会卫生问题。

（2）诊断和研究社会的卫生问题和卫生危害。

（二）研制职能

公共卫生部门应提供有效的服务。

（1）告知和教育人们有关的卫生问题。

（2）动员社会成员鉴别和解决卫生问题。

（3）制定政策和计划，支持个人和社区的成员为健康而努力。

（三）保障职能

公共卫生部门应提供有效的服务。

（1）执行法律和规章，保护健康，保障安全。

（2）保证提供综合卫生服务。

（3）保障合格的公共卫生和医疗服务的人力资源。

（4）评估个体和群体的卫生服务的效率、可及性和质量。

第二节　公共卫生体系

公共卫生体系是指在一定权限范围内提供必要公共卫生服务的公共、民营和志愿组织的总体。它不仅仅是指卫生部门，更不仅仅是疾病预防和控制机构及卫生监督机构，而是具有不同作用、关系和相互作用的网络，为整个社区和地方公众的健康和幸福服务的各种组织机构。

传统的公共卫生体系应包括政府公共卫生管理部门、公共卫生服务提供机构、公共卫生学术机构及其他主要从事公共卫生服务提供的机构。美国医学会在定义公共卫生系统时将社区、学校、企业、雇主及媒体都列为公共卫生的潜在组成部分，认为这些部分的参与将有效地改善居民的社会经济状况、健康知识和工作环境，这对公共卫生项目的执行及实施的效果和效率都会产生直接的影响。所以，全面来讲，公共卫生体系应该涵盖为整个社区和地方公众健康和福利服务的各种组织。

（1）国家、省、市和地方的公共卫生机构。

（2）卫生保健提供者。

（3）公共安全组织，如警察、消防、医疗急救中心。

（4）环境保护、劳动保护和食品安全机构。

（5）教育、体育促进机构和组织。

（6）娱乐和文艺组织，主要是为社区和在社区居住、工作以及娱乐的人们提供物质和精神生活环境。

（7）民政部门、各种慈善组织、社区内与健康有关的部门和组织、志愿者组织及企业等。

第三节　突发公共卫生事件应急管理

一、突发公共卫生事件应急管理的概念

突发公共卫生事件应急管理，即通常所说的突发公共卫生事件应对，包括应对准备和应急处理两部分内容。其定义是指在突发公共卫生事件发生前或发生后，采取相应的监测、预警、物资储备等应急准备及现场处置等措施，及时预防引起突发公共卫生事件的潜在因素、控制已发生的突发公共卫生事件，同时对突发公共卫生事件实施紧急的医疗救治，以减少其对社会、政治、经济、人民群众健康和生命安全的危害。

突发公共卫生事件应急管理的目的是有效预防、及时控制和消除突发公共卫生事件及其危害，最大限度地减少突发公共卫生事件对公众健康和安全造成的影响，保障公众身心健康与生命安全。因此，突发公共卫生事件应急管理的范围既包括重大急性传染病、群体性不明原因疾病、重大食物中毒和职业中毒、核辐射损伤等突发公共卫生事件，还包括由自然灾害、事故灾难或社会安全等引起的各种严重影响公众身心健康的突发公共事件。

二、突发公共卫生事件应急管理的原则

（一）预防为主

预防为主是任何突发事件应对都必须遵循的原则，提高全社会对突发公共卫生事件的防范意识，落实各项防范措施，做好应急人员、处置技术、物资装备、工作经费等的储备，对各类可能引发突发公共卫生事件的危险因素及时进行分析、预测、预警，做到早发现、早报告、早处置，防患于未然。

（二）报告及时

根据《中华人民共和国突发事件应对法》《中华人民共和国传染病防治法》《突发公共

卫生事件应急条例》等法律法规要求，必须按照规定时限和程序进行突发公共卫生事件的报告，认真实施突发公共卫生事件、传染病疫情定期统计分析、报告反馈制度，并要对其他源自媒体、群众举报等非官方途径的突发公共卫生事件相关信息进行主动监测、核实、报告和处置。

（三）协同合作

突发公共卫生事件涉及方方面面，其应对必然是在政府的统一领导和指挥下，各有关部门按照预案规定的职责，分工合作，联防联控。同时，突发公共卫生事件的应对也需要进行社会动员、依靠群众，形成群防群控的局面。卫生部门在突发公共卫生事件应急管理中，要主动与有关部门进行沟通联系，建立紧密、高效的协调、联防、信息共享等工作机制。

（四）分类分级管理

根据突发公共卫生事件的范围、性质和危害程度，对其进行分类、分级管理，我国的突发公共卫生事件划分为特别重大（I级）、重大（II级）、较大（III级）和一般（IV级）。针对不同级别的突发公共卫生事件，应当制定不同的应急管理方案，并对应由中央、省、市、县级政府为主，负责事件的应急处置。

（五）依法科学处置

突发公共卫生事件应急处置必须按照《中华人民共和国传染病防治法》《突发公共卫生应急条例》及各级各类应急预案的规定依法实施，而不是凭个人经验、主观意志进行处理。同时，突发公共卫生事件应急处置中要充分发挥专业技术机构的作用，重视开展相关科研工作，为突发公共卫生事件的应急处理提供重要的技术支撑。

三、突发公共卫生事件应急管理的内容

根据突发公共卫生事件发生、发展过程的不同阶段（潜伏、暴发、蔓延、稳定、下降、恢复）特征，突发公共卫生事件的应急管理可对应分为预防准备、监测预警、信息报告、应急反应、善后处理 5 大功能体系。

（一）预防准备

《中华人民共和国突发事件应对法》明确规定，突发事件应对工作实行预防为主、预防与应急相结合的原则，预防准备是突发公共卫生事件应急管理最为重要的内容。预防准备工作主要包括编制应急预案和技术方案，从组织队伍、人员培训、应急演练、通信装备、器材、检测仪器、交通工具等方面有效落实应急防备的各项组织措施和技术措施。一旦发生各类突发公共卫生事件，能迅速组织力量，有效开展处置，最大限度地减少事件带来的危害性。

（二）监测预警

应用统一、规范的监测预警网络系统，对突发公共卫生事件的潜在危险因素、事件发生后的现场处置信息、事件发展的影响因素开展连续、系统、完整的收集、分析和报告，对监测发现的异常信号发出警告，提前制定和落实应急措施，以减少突发公共卫生事件发生的频次和降低事件造成的危害。各级卫生行政部门根据疾病预防控制机构、卫生监督机构、医疗机构提供的监测信息，按照事件发生、发展的规律和特点，及时组织专家分析、判断事件对公众身心健康的危害程度、可能的发展趋势，及时作出相应级别的预警，一般可以分为特别重大、重大、较大和一般4种级别，依次用红、橙、黄、蓝4种颜色代表。

（三）信息报告

任何单位和个人都有权向国务院卫生行政部门和地方各级政府及其卫生主管部门报告突发公共卫生事件相关信息，也有权向上级政府部门举报不履行或者不按照规定履行突发公共卫生事件应急处置职责的部门、单位和个人。报告的程序和时限、报告的内容、报告的方式根据《中华人民共和国传染病防治法》《突发公共卫生事件应急条例》《国家突发公共卫生事件相关信息报告管理工作规范（试行）》等相关法律法规执行。

（四）应急反应

应急反应是要在初步判断事件性质、级别后，立即组织人员实施应急响应措施，尽可能及早干预，降低事件的危害程度，并随着事件调查处置的深入，不断调整完善应急措施。需要强调的是，突发公共卫生事件的应急处理必须做到统一领导、统一方案、统一发布信息，以免在紧急状况下出现行动和信息口径的混乱，对整体应急处理造成不利影响。

（五）善后处理

突发公共卫生事件结束后，应开展事后评估、奖惩、责任追究、抚恤、补助等善后处理工作，总结防控的经验教训，防止今后类似突发公共卫生的发生或在事件发生时手足无措。

第四节　突发公共卫生事件应急预案编制

应急预案是突发事件应急准备工作的核心内容，是及时、有序、有效地开展事件应急处置的重要保障。我国目前已初步形成了由总体预案、专项预案、部门预案、单项预案、地方预案和单位预案等组成的突发事件应急预案体系。

一、突发公共卫生事件应急预案体系和预案框架

我国目前的突发公共卫生事件应急预案体系是在《国家突发公共事件总体应急预案》的指导下，以《国家突发公共卫生事件应急预案》和《国家突发公共事件医疗卫生救援应急预案》两个专项预案为主体，多个单项预案、部门预案组成的预案体系，是国家突发公共事件应急预案体系的重要组成部分。各级地方人民政府及其有关部门在上级应急预案的指导下也制定了本辖区的突发公共卫生事件应急预案、部门预案和单项预案。为进一步指导和规范突发公共卫生事件应急处理，提高应急预案的操作性，可为应急预案，特别是各单项预案，制定与之配套的应急技术方案或操作手册。目前，国家已制定了人禽流行性感冒等多个单项应急预案的技术方案。

应急预案的框架一般包含总则（编制目的、编制依据、事件分类分级、适用范围、工作原则）、组织体系（领导机构、办事机构、工作机构、地方机构、专家组）、运行机制（监测预警、应急处置、恢复重建、信息发布）、应急保障（人力资源、财力保障、物资保障、基本生活保障、医疗卫生保障、交通运输保障、治安维护、人员防护、通信保障、科技支撑、公共设施等）、监督管理（预案演练、宣传培训、责任奖惩）和附则（预案管理说明、

发布实施日期）等部分。

二、预案制定的指导思想和基本原则

预案的编制是依据国家有关法律、法规、规章中关于应急预案的条文，上级政府和有关部门的应急预案及本地区的实际情况进行的。不论是哪一级或哪一部门制定的预案，都必须坚持预防为主的方针，并遵循以下指导思想和基本原则。

（一）以人为本，减少危害

"以人为本"是科学发展观的本质和核心，预案编制的目的就是为了最大限度地减少人员伤亡和健康危害，保障人民群众的身体健康和生命安全，维护社会稳定，所以要贯彻"以人为本，科学发展"的理念和要求。

（二）居安思危，预防为主

预案应着重于平时的常态管理与非常态下应急处置的有机结合，实现预防为主、平战结合、常备不懈的目标。

（三）统一领导，分级负责

建立统一领导、条块结合、分类管理、分级负责、属地管理为主的应急管理体制，实行党委领导下的行政负责制，充分发挥专业应急机构的作用。

（四）依法规范，加强管理

明确预案的法律地位，赋予其一定的法律效力，使应对突发事件的工作规范化、制度化、法治化，依法加强管理，更好地维护公众的合法权益。

（五）快速反应，协同应对

加强以属地管理为主的应急处置队伍建设，建立联动协调制度，充分动员和发挥乡镇、社区、社会团体和志愿者队伍的作用，依靠公众力量，形成统一指挥、反应灵敏、功能齐全、协调有序、运转高效的应急管理机制。

（六）依靠科技，提高素质

加强公共安全科研和技术开发，采用先进的监测、预测、预警、预防和应急处置技术及设施；充分发挥专家队伍和专业人员的作用，提高应对突发公共事件的科技水平和指挥能力，避免发生次生、衍生危害事件；加强宣传和培训教育，提高公众自救、互救和应对各类突发公共事件的综合素质。

三、应急预案编制中应注意的问题

（一）预案的适用性

（1）依据事件性质要有针对性。

（2）仅适用于直接管辖的层面，既要考虑与上级预案相衔接，又要针对本地管理实际，要有较强的实际适应性。

（3）预案适用于应急处置，大量的工作是应急防备，应明确应急防备的要求。

（二）预案编制前的准备工作

在预案编制前应收集相关的背景资料进行风险分析或脆弱性评估，应对的策略措施与关键环节、可用的资源、法律法规的要求等要充分研究，并使预案链与事件链相匹配，根据应急目的提出相应的任务。

（三）编制预案

编制预案的过程中应特别关注应急组织体系与各自的职责，明确职责任务的分解，既要避免重叠交叉，又要避免留有空当。明确应急各阶段的工作程序和评估程序，使每个组织和人员明确应急各阶段需要做什么、为什么做、谁去做、什么时间做、什么地点做、如何做的问题。其中，关于如何做的问题应制定对应的操作手册，明确规范的操作方法和应达到的标准。

除按照《中华人民共和国突发事件应对法》有关应急预案编制的要求与框架，主要从应急管理层面进行预案设计外，在应急现场实践中，还应考虑编制与预案匹配的现场技术处置方案、与处置原理或技术相关的操作手册，这在单项预案的编制中尤为重要。

第五节　突发公共卫生事件应急工作机制

我国目前卫生应急工作主要围绕应急预案、法制、体制和机制的"一案三制"建设展开，突发公共卫生事件应急机制建设也是卫生应急工作的核心之一。所谓应急机制，就是应急管理制度和方法的具体运行流程、各工作要素间的相互作用和关系。作为政府部门和公共卫生专业机构，建立"统一指挥、反应灵敏、协调有序、运转高效"的突发公共卫生事件应急工作机制，是提高应急水平和效率的重要基础。

一、预防与应急准备机制

在上级预案的指导下，根据本辖区内突发公共卫生事件的特点和工作实际情况编制本级、本单位的突发公共卫生事件、救灾防病、实验室生物安全等应急预案，以及各种单项应急预案及其配套的技术方案。加强应急小分队的日常管理，组织开展预案、技术方案、应急处置技术的培训和演练、拉练。开展卫生应急知识的社会宣传，提高群众在突发公共卫生事件应急处置中的参与性、协作性和自我防护意识。

二、监测预警机制

通过开展疫情网络直报、突发公共卫生事件相关信息监测报告、各类专病监测等方式，收集、整理、分析突发公共卫生事件相关信息资料，评估事件发展趋势和危害程度，在事件发生之前或早期发出警报，以便相关部门和事件影响的目标人群及时作出反应，避免或减少事件的危害。

三、应急决策与处置机制

通过信息收集、专家咨询等方式来为制订工作方案提供参谋，科学果断作出应急决策，并综合协调好应急处置的各项工作措施，以最小的代价有效处置突发事件。应急决策与处置机制中，应急响应与组织协调方面还应建立更明确、更具体的机制，明确单位内部各有关部门的职责和工作程序，突发公共卫生事件的分级响应程序和相应措施，做到各个处置环节无缝衔接，既不留有空白，也不重叠交叉。

四、信息发布与舆论引导机制

根据权限，在第一时间主动、及时、准确的向公众发布预警和有关突发事件及应急管理方面的信息，宣传避免或减轻危害的常识，提高主动引导和把握舆论的能力，增强信息透明度，把握舆论主动权，引导与提高公众的自我保护能力。

五、社会动员机制

在日常和紧急情况下，动员社会力量进行自救、互救或参与政府应急管理行动。在应急处置过程中，对民众善意疏导、正确激励、有序组织，提高全社会的安全意识和应急能力。

六、善后恢复与重建机制

积极稳妥的开展生产自救，做好善后处置工作，把损失降到最低，让受灾地区和灾区民众尽快恢复正常的生产、生活和工作秩序，实现常态管理与非常态管理的有机转换。

七、调查评估机制

遵循公平、公开、公正的原则，自评或引入第三方评估机制，开展应急管理过程评估、灾后损失和需求评估，以查找和发现工作中存在的问题和薄弱环节，提出改进措施，不断完善应急管理工作。

八、应急保障机制

建立完善的突发公共卫生事件应急管理制度、技术、物资、经费、通信、交通、基本生活等保障措施。制定应急所需的人、财、物等资源清单，明确资源的调用、分配、使用过程追踪等程序，规范应急资源在常态和非常态下分类和分布、生产和储备、运输和配送等的管理，实现应急资源供给和需求的综合协调与配置。

第六节 突发公共卫生事件的应急处置

一、突发公共卫生事件的应急响应

医疗卫生机构不仅要做好传染病暴发流行、食物中毒、职业中毒、群体性不明原因疾病等突发公共卫生事件的应急处理工作，而且也承担着自然灾害、事故灾难、社会安全事件等突发事件发生后所导致的健康安全问题的应急处置。各级、各类医疗卫生机构应在当地政府的统一领导指挥下，依据国家有关法律法规和当地应急预案（突发公共卫生事件应急预案、突发公共事件医疗卫生救援应急预案、各种单项预案）的规定，分级启动应急响应。

（一）医疗机构

立即启动紧急医学救援领导小组，组织专家组和医护应急小分队对患者及时进行救治，并腾出必要的病房、床位、医疗抢救设备，用于突发公共卫生事件中患者的救治。同时，医疗机构应做好突发公共卫生事件和相关传染病患者报告、患者标本采集和检测送样、重症和特殊患者的转诊、组织医疗力量支援和指导基层、每天向卫生行政部门上报患者伤情和治疗进展情况等应急工作措施。

（二）疾病预防控制机构

根据事件情况和上级指令，立即组织应急小分队队员赴现场开展突发公共卫生事件的现场流行病学调查、采样检测，迅速查明事件原因，同时采取有效防控措施，防止事件的进一步发展，按照国家突发公共卫生事件报告的有关要求，及时进行网络直报事件的初次报告、进程报告和结案报告。

（三）卫生监督机构

卫生监督机构主要负责突发公共卫生事件应急处理过程中，各有关单位和人员应急措施落实和法定职责义务履行的监督执法。

突发公共卫生事件应急处理完成后，所有患者均得到有效救治、疫情得到消除或有效控制，经本级政府或突发公共卫生事件应急指挥机构，或卫生行政部门批准同意，各级医疗卫生机构可终止对事件的应急响应。

二、医疗卫生机构突发公共卫生事件应急处理的组织体系

（一）疾病预防控制机构

疾病预防控制机构是突发公共卫生事件监测预警和现场应急处置的主要专业力量，必须建立完善的应急组织体系，提高应对各类突发公共卫生事件的指挥协调能力。通常设立由本单位主要领导任组长的应急处置领导小组，在领导小组下设立专家咨询、宣传报道（风险沟通）、疫情分析、现场处置、检验检测、后勤保障等工作小组，并成立专门科室（应急办公室）或在挂靠科室设立专门岗位，负责应急处置综合协调和日常管理工作，遵循统一

领导、明确职责、协同共进的原则，有效开展突发公共卫生事件的应急处置工作。

1.领导小组

全面领导本单位的应急处置工作，组织、指挥、协调各项应急措施的落实，根据上级部门、领导和专家的意见，及时作出应急处置决策。

2.应急办公室（综合协调组）

在日常工作中负责预案的编制和修订、疫情的监测预警、应急物资储备、应急队伍培训和演练等应急管理工作。在发生突发公共卫生事件时，及时向领导小组报告事件情况和事件的发展态势，提出应急措施建议，并根据领导小组的决定，综合协调各工作小组开展应急处置工作，实施人、财、物等应急资源的调配。

3.专家咨询组

做好疾病预防控制应急处置的技术参谋工作，为领导小组正确判断突发事件发展态势、制定应对策略提供专家建议；解决应急处置中的技术疑难问题，开展现场流行病学调查和实验室检测的应用性研究；及时对应急处置工作进行总结分析和开展效果评估。

4.宣传报道（风险沟通）组

及时收集各工作小组应急处置工作信息，及时编发工作快讯、简报、新闻稿件等报道工作进展情况；开展卫生应急知识的科普宣传工作，制作各类健康教育图文资料，负责应急处置期间群众电话热线咨询的答复工作；对媒体、公众及时发布事件处置进展相关信息，开展风险沟通工作；负责应急处置工作现场摄像摄影，并做好影像资料的整理归档工作。

5.疫情分析组

负责传染病疫情和突发公共卫生事件的应急监测，及时进行分析和预警，随时为领导小组、上级部门和领导提供各类疫情分析材料。

6.现场处置组

按照传染病与生物恐怖、食物安全事故、突发中毒和化学恐怖、核辐射事故、自然灾害等分类方式，从对应科室抽调相关专业人员组成若干支应急小分队，分别负责不同性质突发公共卫生事件的现场调查处置工作。

7.检验检测组

负责应急标本的实验室检测和开展相关科学研究。

8.后勤保障组

确保应急处置交通运输工具和通信设备正常运行，及时采购、运送和发放应急处置所需物品，落实应急处置所需经费和解决应急处置人员的食宿及交通等保障问题。

（二）医疗机构

医疗机构也可参考疾病预防控制机构应急处置组织体系的框架，成立由医院主要领导任组长的领导小组和有关工作小组，分工负责医疗救治、临床化验等辅助诊断、专家会诊、后勤保障、院感控制、疫情报告和分析、信息收集和宣传报道、患者转运和科研攻关等工作。

参考文献

[1]范从华.突发公共卫生事件理论与实践[M].昆明：云南科技出版社，2020.

[2]欧阳雁玲.公共卫生服务[M].北京：国家开放大学出版社，2020.

[3]陈爱梅.现代预防医学与公共卫生[M].乌鲁木齐：新疆人民卫生出版社，2020.

[4]黄明安，袁红霞.医院管理学[M].北京：中国中医药出版社，2011.

[5]董恒进，曹建文.医院管理学[M].第 2 版.上海：复旦大学出版社，2004

[6]申俊龙.新编医院管理学[M].北京：科学出版社，2005.

[7]陈洁.医院管理学[M].第 2 版.北京：人民卫生出版社，2005.

[8]顾海.现代医院管理学[M].北京：中国医药科技出版社，2004.

[9]邓永高.医院管理创新的理论与实践[M].广州：广东人民出版社，2010.

[10]薛迪.医院管理理论与方法[M].上海：复旦大学出版社，2010.